PRÉCIS

D'ACCOUCHEMENTS

A L'USAGE

DES ÉTUDIANTS ET DES SAGES-FEMMES

PAR

A. JALLET

Docteur en médecine et Docteur en chirurgie,
Professeur d'accouchements à l'École de médecine de Poitiers,
Chirurgien de l'Hôtel-Dieu,
Médecin en chef de la Maternité.

PARIS

A. DELAHAYE et E. LECROSNIER, ÉDITEURS

PLACE DE L'ÉCOLE DE MÉDECINE

1884

PRÉCIS

D'ACCOUCHEMENTS

A L'USAGE

DES ÉTUDIANTS ET DES SAGES-FEMMES

PRÉCIS

D'ACCOUCHEMENTS

A L'USAGE

DES ÉTUDIANTS ET DES SAGES-FEMMES

PAR

A. JALLET

Docteur en médecine et Docteur en chirurgie,
Professeur d'accouchements à l'École de médecine de Poitiers,
Chirurgien de l'Hôtel-Dieu,
Médecin en chef de la Maternité.

PARIS

A. DELAHAYE et E. LECROSNIER, ÉDITEURS

PLACE DE L'ÉCOLE DE MÉDECINE

1884

Chers Élèves,

Chargé de vous enseigner les accouchements, ainsi qu'aux élèves sages-femmes, j'ai pensé être utile aux uns et aux autres, en publiant ce précis d'accouchements écrit en 1860 pour vos prédécesseurs à l'école de Poitiers, alors que fortement imprégné moi-même des solides enseignements de nos maîtres à tous, Messieurs Pajot et Tarnier, j'étais prié par les élèves de leur transmettre ce que j'avais retenu de ces leçons.

J'ai relu avec soin ces pages qui ne sont en réalité qu'un pâle reflet de l'enseignement de ces éminents professeurs. Toutefois j'y ai trouvé une telle précision d'exposition que je n'ai pas hésité à en faire la base de mes leçons; en les publiant, je reste parfaitement convaincu que je vous rendrai service; de plus, ce sera un souvenir du vieux maître qui n'a jamais cessé de se plaire au milieu de vous.

Je dois des remercîments sincères au docteur Lusseau, qui, tout en voulant bien m'enlever le travail qu'entraîne une publication, m'a aidé de ses bons conseils pour modifier et compléter certaines parties.

Poitiers, 1er mai 1884.

A. JALLET.

PRÉCIS D'ACCOUCHEMENTS

NOTIONS PRÉLIMINAIRES.

BASSIN

(En voir l'anatomie dans les ouvrages spéciaux.)

Diamètres du bassin à l'état sec.

On s'est surtout occupé des parties étroites, c'est-à-dire des *Détroits.*

DÉTROIT SUPÉRIEUR. — 1° *Sacro-pubien-antéro-postérieur* (de la partie supérieure de la symphyse du pubis à l'angle sacro-vertébral), 0m 11.

2° *Oblique* (de l'éminence iléo-pectinée d'un côté à la symphyse sacro-iliaque du côté opposé), 0m 12.

3° *Transversal ou bis-iliaque* (du milieu de la partie inférieure de la fosse iliaque d'un côté aux mêmes parties du côté opposé), 0m 135.

Ces dimensions sont celles du bassin dépourvu de ses parties molles.

DÉTROIT INFÉRIEUR. — 1° *Coccy-pubien-antéro-postérieur* (du sommet de l'arcade du pubis au sommet du coccyx), 0m 11.

2º *Oblique* (de la partie interne de la tubérosité de l'ischion au milieu du grand ligament sacro-sciatique du côté opposé), 0m 11.

3º *Transversal ou bis sciatique* (entre les 2 tubérosités sciatiques), 0m 11.

Ainsi tous les diamètres du détroit inférieur ont 0m 11.

Diamètres du bassin à l'état frais.

Les parties molles modifient ces dimensions en les diminuant toutes au détroit supérieur, en les augmentant ou en tendant à les augmenter au détroit inférieur. Il est fort douteux, en effet, que le diamètre bis-sciatique soit augmenté.

DÉTROIT SUPÉRIEUR. — 1º *Antéro-postérieur* : Vessie, Utérus, Rectum.

(*Constipation habituelle dans la grossesse.*)

Diminution d'environ 1 centimètre en supposant ces organes préalablement vidés, reste : 0m 10.

2º *Oblique.* — C'est un de ceux qui perdent le moins; il perd seulement un peu à sa partie postérieure à cause des muscles psoas iliaques. Ajoutons que la position de la femme en couche amène instinctivement le relâchement des psoas (flexion des cuisses sur l'abdomen).

3º *Bis-iliaque.* — Perd le plus, se mesurant au point où la saillie des psoas est la plus grande ; perd de chaque côté plus de 0m 01.

D'où il résulte que le plus grand diamètre du détroit supérieur est le diamètre oblique.

Aussi, la tête, dans un bassin bien conformé, se place toujours dans le sens du diamètre oblique.

DÉTROIT INFÉRIEUR. — Toutes les dimensions peuvent augmenter à l'état frais.

1º *Antéro-postérieur*, peut augmenter par la laxité de l'articulation sacro-coccygienne. On a exagéré l'influence de la rigidité de cette articulation chez les femmes d'un certain âge dans le passage de la tête. Augmentation possible de 0m 02.

2º *Oblique.* — Peut s'augmenter, mais très peu par l'élasticité du grand ligament sacro-sciatique.

3º *Transversal.* — Peut-il s'augmenter? Généralement l'accouchement n'apporte pas de grandes disjonctions dans les symphyses ; cependant M. Pajot a constaté une mobilité sensible dans la symphyse du pubis chez une femme qui disait ne pouvoir marcher, dans la crainte de voir tomber son corps entre ses jambes. Ce qui a porté à exagérer cette influence chez la femme, c'est ce qui existe à l'état habituel chez certains animaux au moment du part (cochon d'Inde).

Excavation. — Diamètres peu importants pour l'accouchement naturel, car ses dimensions sont supérieures à celles du détroit inférieur ; du reste, tous les diamètres ont la même étendue : environ 0^m 12. On remarque une foule de variétés qui ne sont pas des vices de conformation du bassin.

Directions, axes du canal.

C'est au moyen de lignes fictives qu'on étudie ces directions :
Trois axes :
1° Celui du détroit supérieur ou du grand bassin ;
2° Celui de l'excavation ;
3° Celui du détroit inférieur.
1° L'axe du détroit supérieur est une ligne dirigée d'avant en arrière et de haut en bas, qui, partant de l'ombilic, va couper l'articulation sacro-coccygienne.
2° L'axe de l'excavation difficile à préciser ; mais un à peu près suffit.
C'est à peu près la courbe du sacrum.
3° Axe du détroit inférieur. C'est une ligne qui partirait de l'angle sacro-vertébral à peu près, et qui viendrait tomber dans le centre du détroit inférieur.
Ces trois axes ajoutés les uns aux autres représentent la direction que suit le fœtus pour sortir du bassin et traverser ensuite la vulve.

Plans du bassin.

1° Plan du détroit supérieur ou du grand bassin ; il est incliné de 58° à peu près sur l'horizontale.
2° Plan du détroit inférieur. Presque horizontal, passant par la pointe du coccyx et le sommet de l'arcade des pubis : c'est-à-dire

que le plan est oblique de haut en bas et d'arrière en avant; mais ces données changent pour la femme qui accouche.

Oblique d'abord de haut en bas et d'arrière en avant, il passe à l'horizontale et devient oblique en sens opposé par suite de la bascule du coccyx. — Ces considérations s'appliquent au bassin sec ; mais, dans le bassin frais, le plancher du bassin formé par les releveurs de l'anus augmente encore la courbure de la direction du bassin. Cette courbure de la direction générale du bassin est une sage précaution de la nature pour ménager la marche de l'accouchement. En effet, la ligne droite aurait été dangereuse au fœtus à cause de la grande rapidité qu'elle lui eût permis pour arriver sur le plancher du bassin. La ligne courbe, en décomposant à chaque instant la force d'impulsion, la neutralise en partie et modère la marche du produit.

ORGANES GÉNITAUX.

Externes. — Leur étude présente peu d'importance en accouchements.

Internes. — Vagin, matrice.

Matrice.

Direction. — Normalement à peu près dans le sens du détroit supérieur. Fond en avant, col en arrière.

1° *Fond.* — Toute la partie qui dépasse le niveau des trompes. Chez les nullipares, ce fond est presque horizontal, ne dépasse pas le niveau des trompes. Chez les femmes qui ont fait des enfants, le fond est très développé et arrondi en cercle (*Dubois*).

2° *Corps.* — Toute la portion large de l'organe.

3° *Col.* — Toute la portion rétrécie. On lui considère deux parties: l'une sus-vaginale, l'autre vaginale.

4° *Cavité du corps* et du col.

Col. — Variable, la portion vaginale, en raison de sa forme, a reçu le nom de museau de tanche.

a. Chez la nullipare, vierge de col, il est presque acuminé, plus long ; on sent à son sommet un petit orifice transversal qui donne la sensation du lobule du nez.

Col du reste ferme, lisse, ne présentant aucune anfractuosité.

b. Chez les paucipares (qui n'ont eu que quelques enfants), le col est un peu plus court, plus gros, fente transversale plus marquée, le doigt y pénètre un peu. Du côté gauche, vers la commissure, on trouve des cicatrices.

c. Pollipares. — Col tout à fait déformé, usé ; plus la femme a fait d'enfants, plus le col a diminué de longueur. On trouve une série de tubercules durs bordant un orifice dans lequel on peut introduire le petit bout du doigt. — Le col a presque entièrement disparu.

Cavité du corps. — Triangulaire ; l'angle inférieur est formé par l'orifice supérieur de la cavité du col. Cette cavité n'a pas la même forme chez les nullipares et les pares.

Cavité du col. — Fusiforme chez les nullipares. Chez les multipares, cette cavité varie, mais en général reprend assez bien sa forme. (Arbre de vie, feuille de fougère, follicules mucipares.)

Anatomie de l'utérus.

Anatomie de l'ovaire.

Vésicule de de Graaf, corps jaunes.

Trompes, ligaments ronds.

CHAPITRE PREMIER

GESTATION. GROSSESSE

Etat dans lequel se trouve une femme depuis le moment de la fécondation jusqu'au moment de l'accouchement.

Deux grandes espèces de grossesse :

a. *Utérine, normale, bonne.*
b. *Extra-utérine, anormale.*

A. Utérine.

Trois divisions principales :

1º *Simple* (un seul enfant et ses annexes) ;
2º *Composée* (plusieurs enfants) ;
3º *Compliquée* (un fœtus et une tumeur pathologique).

B. Extra-utérine.

Cinq divisions :

1º *Ovarique ;*
2º *Abdominale ;*
3º *Tubaire ;*
4º *Interstitielle* (dans épaisseur des parois utérines);
5º *Mixte* (tubo-ovarique, tubo-abdominale).

Grossesse simple.

Elle soulève, au point de vue pratique, trois questions :

1º Y a-t-il des signes qui peuvent faire reconnaître l'état de grossesse ? Quels sont-ils ?

2º Y a-t-il des signes qui permettent de reconnaître à quelle époque la grossesse est arrivée ? Quels sont-ils ?

3° Quelles sont les modifications anatomiques qui s'opèrent sous l'influence de la grossesse ?

Etat de grossesse.

SIGNES QUI PEUVENT FAIRE RECONNAITRE L'ÉTAT DE GROSSESSE.

Les anciens les divisaient en signes *fonctionnels* et signes *sensibles*. Les auteurs modernes ont conservé ces divisions. Cependant quelques-uns (Dubois, Depaul) les divisent en signes de *présomption,* de *probabilité,* de *certitude.*

a. Présomption.

Ce sont des modifications fonctionnelles qui apparaissent et se continuent chez la femme en état de grossesse.

Les fonctions modifiées, troublées, sont :
1° *La Menstruation,*
2° *La Digestion,*
3° *Les Sécrétions,*
4° *L'Innervation,*
5° *La Circulation,*
6° *La Respiration.*

1° *Menstruation.*

Suppression des règles. Le cas contraire est très rare. Si une femme dit qu'elle est réglée, la première pensée à avoir, c'est qu'elle n'est pas enceinte ; mais si elle affirme ne pas voir ses règles, il ne s'ensuit pas qu'elle est enceinte. Si les règles persistent, il y a toujours une modification sous le rapport de la quantité, qualité, époques..... Deventer cite une femme qui accoucha deux fois, et qui n'était réglée que quand elle était enceinte. Une femme peut avoir plusieurs enfants sans voir ses règles (nourrices).

Il y a des femmes très irrégulièrement réglées qui deviennent enceintes. Dans ces cas, le signe de présomption manque complètement.

Chez les jeunes mariées, il arrive fréquemment des irrégularités dans la menstruation par suite des rapprochements répétés.

La suppression est un très bon signe de présomption.

2° *Digestion.*

Ou plus ou moins d'énergie, d'activité ; perversion.

La surexcitation de la fonction est rare, c'est le contraire qui arrive habituellement.

Les premiers symptômes sont des dégoûts pour certains aliments, surtout la viande. Perte d'appétit, puis nausées le matin et après le repas.

Chez beaucoup, vomissements spéciaux à la grossesse, revenant à deux époques à peu près fixes : le matin, matières glaireuses, filantes ; après le repas, aliments et les mêmes matières glaireuses. Il est rare que tous les aliments soient rendus, la digestion se soutient néanmoins. Cependant, on a vu des vomissements tellement opiniâtres que des femmes moururent. Ce sont heureusement des faits fort rares.

La dépravation de la digestion se manifeste par toutes sortes de bizarreries (goût pour les aliments salés et acides).

Du côté de l'intestin, généralement constipation pendant plusieurs jours ; tumeurs stercorales de l'excavation qui peuvent en imposer quand on n'est pas prévenu d'où vient cette constipation. L'utérus ne peut se développer sans comprimer les parties voisines, et entre autres le rectum ; alors, les matières s'accumulent au-dessus du point comprimé (Pajot). M. Dubois dit que c'est par sympathie. La sécrétion muqueuse est très diminuée dans l'intestin.

Quelques femmes, loin d'être constipées, ont de la diarrhée. C'est une cause prédisposante à l'avortement.

3° *Sécrétions.*

Modifications dans les glandes, la peau, les muqueuses (glandes salivaires) ; on peut observer une salivation exagérée, comme la mercurielle ; mais c'est rare.

Sécrétion urinaire. — Deux espèces de modifications. L'une non expliquée : production d'une matière blanche, crémeuse (*kyestéine*) ; l'autre très bien constatée (Donné) : diminution très notable des sels calcaires (20 sur 50).

Ces modifications n'arrivent qu'à une époque où il existe des signes bien plus apparents.

La diminution des sels calcaires s'explique très bien par les exigences de l'ossification fœtale.

Mamelles. — Se tuméfient légèrement; sont le siège de picotements très sensibles qui s'irradient même jusque dans les ganglions axillaires. — Parfois irritation du mamelon et sécrétion de quelques gouttes de colostrum ou du lait. Ces signes se rencontrent dans quelques suppressions simples de la menstruation. — Les modifications du mamelon sont plus probantes, ainsi que celles de l'aréole.

L'aréole se colore; de rose elle devient café au lait, puis chocolat, bistre, quelquefois noirâtre. Il en est de même pour le mamelon. De plus, sur cette aréole apparaissent de petits tubercules gros comme une tête d'épingle ou d'un pois (tubercules papillaires). A la périphérie de l'aréole on en aperçoit une autre tachetée, mouchetée, points blanchâtres disséminés sur une surface brune. Par ces modifications, l'aréole atteint des dimensions beaucoup plus considérables qu'à l'état de vacuité.

On a généralement signalé le soulèvement de l'aréole. Les uns accordent à ces modifications une très grande importance (Montgomery); mais il est positif qu'il y a des femmes enceintes qui ne les présentent pas. Chez les multipares, surtout celles qui ont nourri leurs enfants, ces signes sont presque sans valeur. Chez les nullipares, au contraire, c'est presqu'un signe de certitude. Or, ces signes sont d'autant plus précieux que ce sont surtout les primipares qui viennent nous consulter sur leur grossesse.

Peau. — Espèce de sécrétion qui tache la peau. C'est ce qu'on appelle le *masque*. Ce masque disparaît ordinairement après la grossesse; on le voit quelquefois persister. On peut l'observer dans d'autres affections de l'abdomen.

Un médecin de Saint-Lazare a fait remarquer que la muqueuse des voies génitales augmentait beaucoup pendant la grossesse.

Coloration de la ligne médiane. — Quelquefois teinte café au lait, d'autres fois chocolat très foncé. M. Pajot a vu cette ligne marquée comme avec un pinceau jusqu'à l'épigastre. Ordinairement elle n'est bien marquée que jusqu'à l'ombilic. Le même auteur pense qu'on peut voir cette même coloration dans d'autres tumeurs de l'abdomen.

4° *Innervation.*

Il y a chez les femmes enceintes des névroses et des névralgies. Une névralgie très commune, c'est l'odontalgie des femmes enceintes, ce qu'il faut bien savoir pour ne pas arracher des dents parfaitement saines. Névralgies faciales. Il y a aussi des névroses, et entre autres l'éclampsie, la chorée, l'hystérie, troubles de l'intelligence, monomanie… Il n'est pas douteux que la grossesse puisse amener l'aliénation mentale (rare).

5° *Circulation.*

Deux espèces de troubles dans la circulation : 1° troubles causés par la compression (varices des membres inférieurs). M. Dubois croit qu'il y a autre chose que la compression : une espèce de sympathie.

2° Troubles résultant de la modification du sang.

Ces troubles sont prouvés par l'analyse chimique (Andral et Gavarret). Il faut les examiner au début et à la fin de la grossesse. Suivant M. Cazeaux, la modification importante serait : au début, diminution des globules (chloro-anémie). Vers la fin, augmentation de la fibrine. M. Jacquemier a nié ce résultat. M. Cazeaux a voulu établir une relation entre les bruits de souffle de l'utérus et les bruits de souffle chloro-anémiques. Or, il y a des femmes qui deviennent évidemment pléthoriques par le fait de la grossesse; d'autres qui restent telles qu'elles étaient auparavant; d'autres enfin qui deviennent chlorotiques. Il est donc impossible de généraliser. On observe aussi quelques palpitations, probablement purement nerveuses.

6° *Respiration.*

Troubles mécaniques survenant à la fin de la grossesse.

b. Probabilité.— Certitude.

Quatre moyens d'exploration :
1° *Toucher.*

2º *Palper.*
3º *Auscultation.*
4º *Percussion.*

1º *Toucher.*

C'est l'exploration des organes génitaux à l'aide d'un ou de plusieurs doigts de la main.

Deux espèces de toucher :

1º Toucher vaginal (le plus important).

2º Toucher rectal.

Deux manières dans le toucher vaginal :

La femme est couchée ou debout.

a. Toucher debout.— La femme est placée contre un mur ou un meuble, la main appuyée. On graisse préalablement l'indicateur d'un corps gras ; on le sépare des autres en appuyant le pouce par-dessus ces derniers ; puis on se place devant la femme, un genou en terre. Une main est appuyée sur le fond de l'utérus ; l'autre est introduite sous les vêtements.

On place alors le bord radial du doigt en haut, on monte ainsi jusqu'au périnée, la femme étant à cheval sur le doigt.

Alors, on tourne un peu la pulpe en haut et en avant. On soulève le poignet en le retirant. Le bout du doigt se trouve ainsi à l'extrémité inférieure ou postérieure du vagin ; alors, pour pénétrer, on abaisse le coude ; par ce mécanisme, l'axe du doigt se redresse et arrive jusqu'au niveau du détroit supérieur. Si ce mécanisme n'est pas suffisant, on déprime en poussant en haut les parties molles du périnée.

b. Toucher couchée.— Fléchir et écarter modérément les membres inférieurs, se placer du côté du lit homonyme à la main avec laquelle on touche. Mêmes règles que précédemment. Quelquefois le plan horizontal du lit empêche de porter le coude en arrière ; si, par suite de cette circonstance, le doigt est trop court, on soulève les reins de la femme avec l'autre main, en faisant déprimer l'utérus par un aide.

2º *Palper.*

La manière la plus simple consiste à placer la main sur la paroi abdominale : c'est la bonne pour apprécier les mouvements actifs du fœtus. On palpe aussi avec les 2 mains (comme pour sentir la fluctuation dans l'ascite). Un autre procédé est de parcourir la ligne médiane depuis le pubis jusqu'au sommet de l'utérus avec le bout des doigts ou le bord cubital des deux mains, pour mesurer le volume de l'utérus.

Toucher et palper combinés.— La matrice se trouve ainsi comprise entre deux plans sensibles. Ce procédé demande des parois abdominales flexibles ou flasques.

3° *Auscultation.*

Stéthoscope ou oreille nue.— Dans les 2 premiers tiers de la grossesse, le stéthoscope vaut mieux parce que l'utérus est plus caché dans le bassin et que cet instrument applique facilement l'abdomen sur l'utérus par une légère pression. — M. Dubois recommande de ne jamais presser brusquement dans les derniers mois de la grossesse, de peur de décoller une portion du placenta en le déprimant.

Bien placer le stéthoscope perpendiculairement à la surface et déprimer de même. Il faut commencer à ausculter au milieu d'une ligne allant de l'ombilic à l'épine iliaque antérieure et supérieure gauche, à cause de la position occipito-iliaque gauche la plus fréquente (dos regardant l'abdomen). Or, c'est par le dos qu'on entend le mieux les bruits du cœur, parce que le stéthoscope s'applique directement sur cette partie. Ausculter aussi sur la ligne homologue opposée ou sur la ligne blanche.

4° *Percussion.*

Rien de particulier. Bon signe dans les grossesses doubles et dans les grossesses douteuses.

En examinant ces 4 moyens, on voit que chacun d'eux en donne deux autres.

Le toucher fournit :

1° Les modifications de la portion inférieure de l'utérus (ces modifications comprenant celles du corps et celles du col) ;

2° Le ballottement.

Le palper fournit :

1° Les modifications de la portion supérieure de l'utérus ;

2° Les mouvements fœtaux, qui sont de deux ordres : 1° actifs, 2° passifs.

L'auscultation fournit :

1° Le bruit de souffle ;

2° Le bruit du cœur.

La percussion fournit à la rigueur :

1° Un son utérin ;

2° Un bruit appartenant au ventre et qui permet de limiter l'utérus.

SIGNES FOURNIS PAR LE TOUCHER.

A. *Modifications de la moitié inférieure de l'utérus en général.*

a. *Modifications du col.*

Le col peut être modifié dans :

1° *Sa consistance ;*

2° *Sa longueur ;*

3° *Sa forme et l'ouverture de son orifice ;*

4° *Sa direction ;*

5° *Sa position.*

Consistance. — La grossesse rend le col tellement *mou* qu'on ne peut plus le distinguer du vagin à une époque avancée de la conception. Le ramollissement commence au pourtour de l'orifice et marche de *bas en haut* et *de dehors en dedans.*

Longueur. — Les auteurs anciens pensaient que le col diminuait peu à peu à mesure que la grossesse avançait. Aujourd'hui il est prouvé que la modification dans sa longueur n'a lieu que *dans les 15 derniers jours ou les 3 dernières semaines.*

L'erreur des auteurs anciens vient sans doute de ce qu'ils n'exploraient que l'extérieur du col. Dans l'état de vacuité de l'utérus, en effet, le col est dur, résistant, saillant dans le vagin ; dans l'état de grossesse, au contraire, il est mou, ne résiste pas sous le doigt et semble ne plus faire relief. Aussi, est-il très diffi-cile, quand on explore l'extérieur, de ne pas se figurer qu'il a diminué de longueur. Mais, si l'on porte le doigt dans l'intérieur, on sent son doigt entrer d'une phalange 1|2, et l'on acquiert la certitude que le col n'a pas varié dans sa longueur avant les 3 dernières semaines de la grossesse.

Pendant tout le temps de la grossesse, *chez les primipares, l'orifice externe reste fermé* ; il ne s'ouvre jamais, sauf exception. — *Chez les multipares, au contraire, l'orifice externe s'ouvre de plus en plus* à mesure que l'on approche du terme de la grossesse. La cavité du col a la forme d'un éteignoir à base dirigée en bas. Le doigt s'y enfonce aisément jusqu'à l'orifice interne qui est fermé. Il y a des exceptions à ces deux règles : pour les primipares, quelquefois on peut introduire la pulpe du doigt dans l'orifice externe ; le col est un peu ouvert, mais jamais comme chez les multipares. Pour les multipares, quelquefois l'orifice interne est ouvert, et à 5 ou 6 mois de grossesse le doigt arrive directement sur les membranes du fœtus.

Direction. — Dans la grossesse, le col est dirigé du côté gauche de la femme.

Position. — Rien de bien certain ; cependant on dit que le col s'abaisse un peu dans les commencements de la grossesse et qu'il s'élève un peu vers la fin.

b. *Modifications du corps.*

L'utérus est ramolli et donne au toucher la sensation de caoutchouc. Chez les femmes qui ne sont pas enceintes, l'utérus est libre, léger, on le fait sauter sur le doigt ; il est au contraire lourd, pesant, suivant le degré de la grossesse.

Nous est-il permis de dire qu'une femme est enceinte si nous trouvons chez elle tous les signes du toucher mentionnés ci-dessus ? Dans la pratique, il n'y aurait aucun inconvénient ; en médecine légale, nous n'aurions pas ce droit ; ces différents signes ne suffisent pas.

B. *Ballottement.*

On entend par ballottement une sensation perçue par le doigt, sensation qui consiste dans le soulèvement d'un corps solide, libre et mobile dans un liquide.

Représentons-nous une boule dans une vessie pleine de liquide. Si le doigt soulève la paroi externe de la vessie, il soulèvera cette boule ; si, par un léger mouvement, une légère poussée de bas en haut, il a pour ainsi dire lancé cette boule dans le liquide, nécessairement elle tend à descendre et retombe sur le bout du doigt. Cette comparaison n'est pas entièrement juste; presque jamais, dans le ballottement, le fœtus ne retombe. Aussi, faut-il attendre quelques minutes pour le recommencer.

On peut percevoir le ballottement, la femme étant debout ou couchée. En général, on le perçoit mieux si la femme est debout. On place une main sur le fond de l'utérus, on introduit le doigt indicateur de l'autre main comme pour le toucher, la pulpe tournée vers soi, et l'on place l'extrémité de ce doigt dans le *cul-de-sac antérieur*, c'est-à-dire en avant du col, et non pas, comme le recommande Velpeau, sur le bout du col. Après avoir accompli cette 1re manœuvre, on déprime légèrement la paroi vaginale qui vient s'appliquer sur la paroi utérine, qui elle-même s'applique sur la paroi fœtale. On sent alors une légère résistance ; aussitôt on fait décrire à son doigt un petit arc de cercle en avant, puis, bien fixé sur l'utérus, on fait ballotter le fœtus. Il faut avoir soin de faire exécuter le mouvement d'ascension *en haut et en avant*, afin d'agir suivant l'axe de la matrice.

La valeur du ballottement est énorme. Dans la pratique, on n'hésite pas à affirmer, quand on l'a senti, qu'il y a grossesse ; mais, en médecine légale, il faut plus de prudence. En effet, certains auteurs pensent que des calculs, des tumeurs de certaine nature peuvent en imposer. M. Pajot croit que, dans tout le cadre pathologique, il n'y a pas une seule lésion morbide susceptible de donner une sensation analogue à celle du ballottement.

C'est un signe presque infaillible. A la fin de la grossesse, il n'est plus perçu, le volume du fœtus étant alors trop considérable.

SIGNES FOURNIS PAR LE PALPER.

A. *Modifications de la portion supérieure de l'utérus.*

L'utérus est modifié dans :
1° *Sa consistance;*
2° *Sa forme ;*
3° *Son volume;*
4° *Sa direction ;*
5° *Sa position.*

Consistance. — Le tissu de l'utérus devient mou, élastique, donne la sensation d'un kyste.

Forme. — Trois formes distinctes : 1° pendant les 3 premiers mois, même forme que dans l'état de vacuité (*forme de poire, piriforme*); 2° vers le dernier tiers de la grossesse, forme sphérique, comme une dame-jeanne ; 3° à terme, il devient ovoïde.

Volume. — Augmente à mesure que la grossesse approche du terme.

Direction. — L'utérus n'est pas placé sur la ligne médiane (5 fois sur 30). On le trouve 28 fois sur 30 à droite, par conséquent le col à gauche. Cette déviation explique en partie la déchirure de la commissure gauche de l'orifice. Ajoutez à cela que la tête, c'est-à-dire la partie la plus volumineuse du fœtus, est le plus souvent de ce côté.

Les auteurs ont cherché à expliquer pourquoi l'utérus avait cette grande tendance à se porter du côté droit.

Levret l'attribuait à l'insertion du placenta, qu'il croyait presque toujours de ce côté-là (erreur).

D'autres ont dit que cela venait de l'habitude qu'ont les femmes de se servir de la main droite, par conséquent de se baisser plus souvent à droite qu'à gauche.

On a dit que, pendant la grossesse, les femmes se couchaient de préférence à droite.

Quelques auteurs ont fait intervenir l'anatomie et ont attribué cette déviation à l'S iliaque presque toujours rempli de matières stercorales pendant la grossesse. Mme Boivin a montré que le ligament rond du côté droit est plus court et plus fort que du côté gauche

Mais M Cruveilhier pense qu'elle a pris l'effet pour la cause.

Position. — L'utérus à terme se tord sur son axe ; sa face latérale gauche devient antérieure.

b. *Mouvements fœtaux*.

Deux espèces de mouvements fœtaux :
a. Mouvements actifs ; *b*. mouvements passifs.

Actifs.—On perçoit par le palper plusieurs espèces de mouvements actifs. Ce sont des coups de pied ou de main frappés par le fœtus d'un seul côté de l'utérus à la fois. Dans les grossesses doubles, ces coups peuvent être perçus des deux côtés simultanément. Ce sont des mouvements de totalité du fœtus ; des soubresauts (mouvements propres de Stoltz).

Ce sont des mouvements de frottement perçus seulement par la mère (très rares).

Pour bien sentir ces divers mouvements, placez la main froide sur le ventre.

Passifs.— (Mouvements communiqués de Stoltz). Signe excellent.

En appliquant la main sur le ventre et en exerçant une légère pression, on sent des parties dures, inégales, qui se déplacent et fuient sous les doigts.

Fluctuation. — Pour la bien sentir, il faut d'abord que la grossesse soit avancée et que la main n'embrasse que la partie superficielle de l'utérus ; alors, au moyen de petits chocs, on perçoit très bien la sensation de liquide.

(La fluctuation n'est pas admise par M. Dubois.)

Valeur des signes fournis par le palper. — Le palper fait connaître les modifications de la portion supérieure de l'utérus et les mouvements fœtaux.

Quand on trouve les modifications de la partie supérieure de l'utérus, peut-on affirmer qu'une femme est enceinte ? En pratique, presque oui ; en justice, toujours nón. En effet, certaines tumeurs de la matrice peuvent donner une sensation analogue à celle fournie par la grossesse. Il en est de même pour des tumeurs de l'ovaire.

Ainsi, M. Dubois rapporte qu'il a trouvé 3 ou 4 fois de ces kystes de l'ovaire renfermant des matières demi-solides ou liquides, pouvant simuler les mouvements passifs du fœtus en même temps que les modifications de la portion supérieure de l'utérus dans la grossesse. Du reste, ces tumeurs ne sont pas à la grossesse dans la proportion de 1 sur 1000.

Les mouvements actifs sont toujours un signe de certitude, à condition qu'ils soient perçus par l'accoucheur lui-même. — On croit généralement ce que l'on désire : aussi, arrive-t-il le plus souvent, chez les primipares surtout, qu'elles se figurent sentir remuer, lors même qu'elles ne sont pas enceintes. Chez les multipares même, cet effet se produit souvent. Aussi, ne faut-il jamais se fier aux femmes.

Il arrive parfois que les muscles de l'abdomen se contractent tellement qu'ils donnent la sensation d'un choc comme les mou-

vements actifs du fœtus. Avec un peu d'attention, on distingue
facilement les vrais des faux.

En résumé : les mouvements actifs sont des signes de certitude
à la condition d'être perçus par le docteur lui-même.

SIGNES FOURNIS PAR L'AUSCULTATION.

A. *Bruit de souffle.*

Le bruit de souffle est isochrone aux pulsations de la mère. Il se
passe évidemment dans le système circulatoire de cette dernière.

Il est très fugace. On l'entend très distinctement un instant,
puis il cesse tout à coup. Il ressemble au bruit de souffle des
chlorotiques ; seulement on n'observe jamais un choc, comme
dans ces derniers. On trouve le bruit de souffle généralement sur
les parties latérales et inférieures ; d'autres fois, sur l'utérus tout
entier.

Il y a un autre bruit de souffle isochrone aux pulsations de la
mère, mais accompagné d'un choc très prononcé. Ce bruit est
très rare. M. Pajot n'est pas loin d'admettre qu'il vient de
l'aorte.

Il y a enfin un 3e bruit de souffle. Celui-ci appartient à la circulation fœtale et lui est isochrone. Il est quelquefois accompagné
d'un piaulement analogue à celui des bruits du cœur.

THÉORIES SUR LA NATURE DU BRUIT DE SOUFFLE.

D'où vient le bruit de souffle ?

1° *Pierre Garradeck* mettait la source du bruit de souffle dans
la circulation placentaire ; mais le placenta est fixe, et ce bruit
s'entend dans plusieurs endroits différents.

Le placenta occupe généralement la partie supérieure de l'u-
térus, et c'est généralement dans la moitié inférieure qu'on entend
le bruit de souffle. Ajoutons, pour ruiner cette théorie, qu'on a
entendu ce bruit, même après l'accouchement. L'auteur nommait
ce bruit : souffle placentaire.

2° *M. Bouillaud*, ayant remarqué que le bruit de souffle était
produit dans les gros vaisseaux par la compression, admit que le
bruit de souffle utérin se passait dans les vaisseaux de la partie

postérieure du bassin par suite de la compression qu'exerçait sur eux l'utérus développé; il l'appela souffle abdominal. Mais, s'il en est ainsi, à mesure que la compression cesse, le bruit de souffle doit se modifier. L'expérience ne démontre pas cela. M. Dubois fit mettre à 4 pattes une femme présentant un bruit de souffle superbe. L'utérus, dans cette position, était supporté par les parois abdominales et ne pressait plus les vaisseaux. Le bruit de souffle resta le même.

M. Jacquemier recommença l'expérience, et le bruit de souffle cessa. Mais cela ne prouve rien; il suffit qu'il persiste une fois pour prouver que la théorie ne vaut rien.

Cependant, M. Pajot pense qu'elle peut s'appliquer au bruit de souffle avec choc.

3° *M. Dubois* remarqua que le bruit de souffle était très superficiel et qu'il ne pouvait venir des vaisseaux de la partie postérieure du bassin. Il imagina alors qu'il se passait dans les parois utérines, et admit à cet effet une large communication entre les veines et les artères. Il se fonda sur ce qui se passe dans l'anévrysme artérioso-veineux, où une libre communication est ouverte entre les deux ordres de vaisseaux.

Mais M. Jacquemier a constaté que les notions anatomiques sur lesquelles M. Dubois s'était appuyé étaient fausses. L'auteur avait appelé ce souffle: souffle utérin.

4° *M. Laharpe*, médecin suisse, fit une théorie sur la multiplicité. Chaque artériole, dit-il, donne un petit bruit par le frottement des globules sur les parois. Eh bien! multipliez énormément ces petits bruits, et vous arriverez à une somme assez forte pour donner, par leur réunion, le bruit de souffle. En cela il se fondait sur la grande quantité de vaisseaux développés par la grossesse.

M. Cazeaux donne une comparaison assez singulière pour faire comprendre cette théorie. Supposez, dit-il, un arbre n'ayant conservé que ses grosses branches: s'il vient du vent et que vous soyez dessous, vous n'entendez rien. Si, au contraire, il est pourvu de ses rameaux, même des plus petits, il vous arrivera à l'oreille un léger murmure; et si cet arbre a ses feuilles, vous percevez un vent assez fort. Il en est de même pour le bruit de souffle.

5° *M. Cazeaux*, frappé des troubles considérables des femmes enceintes, se demanda si la grossesse ne déterminait pas forcément la chlorose, et si le bruit de souffle de l'utérus ne venait pas du souffle chlorotique ajouté à celui qui est fourni par la compression des vaisseaux voisins de l'utérus. Mais on trouve souvent des femmes qui n'ont nullement de souffle dans les carotides et qui en présentent dans l'utérus. Ajoutons qu'on voit des femmes pléthoriques à un très haut degré, présenter le bruit de souffle utérin.

6° *Corrigan.* — Cet auteur a montré que les artères utérines conservent un volume médiocre jusqu'à leur entrée dans l'utérus, où elles prennent tout à coup un développement énorme. Or, on sait que l'insuffisance consiste dans le passage du sang d'un canal étroit dans un canal large, et qu'alors il y a bruit de souffle. On sait encore que ces artères pénètrent l'utérus sur ses côtés, et que c'est surtout à la partie inférieure du côté gauche que s'entend le bruit de souffle. Et cela se comprend, si l'on se rappelle la torsion qu'a subie cet organe, torsion qui a eu pour résultat de porter en avant le bord gauche, par conséquent de l'approcher le plus près possible des parois de l'abdomen. Pour le bruit de souffle supérieur, l'explication est la même ; seulement, les artères ovariques prennent la place des artères utérines.

B. *Bruits du cœur.*

Quand on applique le stéthoscope dans le milieu d'une ligne allant de l'ombilic à l'épine iliaque antérieure et supérieure gauche, 70 fois sur 100 on entend le tic-tac que l'on a comparé au tic-tac d'une montre enveloppée d'un linge et éloignée de l'oreille. Ce tic-tac n'est ni très vibrant, ni métallique. Il se fait entendre, terme moyen, 120 à 180 fois par minute au maximum, et au minimum 108 à 160 fois. Ce bruit ne se passe pas dans la circulation maternelle, puisque la femme ne possède que 70 pulsations au plus. Il s'entend mieux du côté gauche, par cette raison que le dos du fœtus est beaucoup plus souvent appliqué de ce côté que de l'autre. Quand la grossesse est avancée, il n'y a pas de difficulté à entendre les bruits du cœur du fœtus ; mais à 4 mois, 4 mois 1/2, le fœtus étant très profondément placé, il faut alors beaucoup d'habitude, à cause de la faiblesse du son qui arrive à l'oreille. Il faut que le stéthoscope soit appliqué bien perpendiculairement sur le ventre, puis on déprime légèrement jusqu'à la partie fœtale.

Mais il y a quelques causes d'erreur. L'une est de prendre les battements du cœur de la mère pour ceux du fœtus. L'émotion peut, dans certaines femmes, donner 120 pulsations, et les faire fortement communiquer aux parois abdominales. Mais, alors, si l'on prend le pouls de la femme et si l'on compare ces 2 circulations, on s'assure qu'elles ne sont pas distinctes, mais n'en forment qu'une seule. Un autre moyen de vérification est de laisser passer l'émotion, et alors il n'y a plus de cause d'erreur à ce sujet.

Valeur du bruit de souffle et des bruits du cœur.

Le bruit de souffle n'est qu'un signe de probabilité, car on peut trouver des tumeurs de natures diverses, produisant un bruit de souffle très prononcé.

Les bruits du cœur sont des signes de certitude absolue, à condition d'être sûr qu'on ne fait pas d'erreur. Mais, de ce qu'on n'entend pas ces bruits, peut-on conclure que la femme n'est pas enceinte ou que l'enfant est mort? Non, car sur 300 femmes, on en trouve une qui accouche d'un enfant vivant et sur laquelle on n'a pas pu percevoir ces bruits. Cela s'explique en supposant le dos de l'enfant tourné en arrière et présentant alors aux parois abdominales ses bras et sa poitrine. On voit que, dans ce cas, les bruits du cœur sont presque impossibles à percevoir.

Disons donc, sans crainte de nous tromper, que les *mouvements actifs et les bruits du cœur* sont les seuls signes certains, à condition d'être bien examinés.

Diagnostic de la grossesse double.

Peut-on reconnaître une grossesse double? Oui. Les moyens sont les suivants :

1° Le volume du ventre. Ce n'est pas un bon signe : jamais ce volume n'est double de la grossesse unique.

2° La sensation par le palper de 2 corps solides et gros de chaque côté de l'utérus.

3° La forme du ventre présentant deux tumeurs avec une ligne de séparation médiane. Ce signe est plutôt théorique que pratique.

4° Absence de ballottement. Ce signe n'est pas certain.

5° La sensation simultanée de deux petits chocs perçus par la mère des 2 côtés de l'utérus.

6° La comparaison des extrémités du fœtus au ventre de la mère et à la quantité des eaux rendues. (On voit que ce signe n'est applicable qu'au moment de l'accouchement.)

7° L'auscultation. C'est certainement le meilleur de tous les signes. La 1ʳᵉ condition, c'est d'entendre deux bruits du cœur dans des points éloignés, tous deux avec un summum d'intensité dans 2 points distincts. Puis on s'assure, par les moyens donnés plus haut, qu'aucun de ces bruits n'appartient à la mère, et alors on compare le rhythme de ces 2 circulations. Pour cela, on fait écouter l'un des bruits par une personne étrangère pendant que vous-même vous percevez l'autre. Vous comptez les pulsations. Si dans le même temps le nombre de ces pulsations n'est pas le même à droite qu'à gauche, si d'un côté elles sont fortes et de l'autre faibles, si le rhythme n'est pas le même, on peut conclure que la grossesse est double. Il n'est pas nécessaire que toutes ces conditions se rencontrent : ainsi, il est possible que les deux bruits soient isochrones, et il ne faudrait pas pour cela diagnostiquer une grossesse unique.

Y A-T-IL DES SIGNES CAPABLES DE FAIRE CONNAITRE A QUELLE ÉPOQUE LA GROSSESSE EST ARRIVÉE ?

Oui, approximativement. On ne le peut d'une manière précise que dans des conditions exceptionnelles. Ces conditions sont les suivantes : Une femme tombe enceinte après ne s'être exposée qu'une fois, ou bien elle a remarqué quelques signes, quelques sensations ovariques pour ainsi dire, qui lui font distinguer le coït fécondant. Ces femmes sont rares, mais on en trouve.

On connaît approximativement à quelle époque la grossesse est arrivée par l'ensemble, la concordance de divers signes entre eux.

Reprenons donc un à un tous ces signes.

Menstruation. — C'est un bon signe approximatif; mais comment faut-il compter la grossesse par rapport à la menstruation ? Je suppose une femme dont les règles sont venues pour la dernière fois le 1ᵉʳ janvier. Elle vient vous consulter un mois 1ȷ2 après, et vous demande de combien elle est enceinte. Ferez-vous compter la grossesse du 2, du 3, ou du 29 ou du 30 ? Vous vous exposez alors à vous tromper d'un mois. Pour se tirer de là, on a coutume de faire dater la grossesse de l'époque intermédiaire entre la dernière apparition et la 1re suppression des règles. Dans l'exemple que nous avons choisi, c'est le 15 janvier. On voit que l'erreur ne peut être au plus que de 15 jours. Mais il y a des femmes mal réglées ; d'autres qui ne savent même pas l'époque de leurs règles : dans ce cas, la menstruation ne peut rien nous apprendre.

Troubles digestifs. Les fonctions digestives peuvent dans une certaine limite servir à faire connaître l'époque de la grossesse. En effet, ces troubles surviennent généralement de très bonne heure. Le plus souvent, c'est après la 1re suppression menstruelle. Alors les nausées apparaissent, et peu à peu se montrent les vomissements. Il y a des femmes qui présentent ces troubles le lendemain de la conception. — Les vomissements ne durent pas tout le temps de la grossesse. Ils cessent habituellement vers le 4e ou 5e mois, au moment où se font sentir les premiers mouvements fœtaux.

Quelquefois tous les aliments sont rendus, et la femme est en danger de mort. Dans ces cas, heureusement fort rares, si la position n'est pas trop désespérée, si l'état de la femme le permet, il faut se dispenser de toute opération et attendre les mouvements fœtaux qui, comme je l'ai dit, font le plus souvent cesser les vomissements.

Nous voyons donc que les troubles digestifs donnent quelques signes susceptibles de nous éclaircir sur le diagnostic. En effet, s'il y a des nausées, dégoûts, vomissements, nous sommes en droit de supposer que la grossesse n'est pas à la moitié de son terme. Si ces troubles ont cessé depuis un mois, il est raisonnable de croire que la gestation a parcouru plus de la moitié de son évolution.

Il y a des vomissements qui apparaissent quelquefois à la fin de la grossesse. La plupart des auteurs les regardent comme mécaniques.

On les explique par la pression que le diaphragme exercerait sur l'estomac. M. Dubois les considère comme sympathiques.

Secrétions.—Les sécrétions donnent peu de renseignements. Cependant, les mamelles offrent des modifications importantes. — Le picotement, le gonflement apparaissent après la suppression des règles. Du 2ᵉ au 3ᵉ mois, on voit chez les primipares une coloration de l'aréole, de petites élevures ; mais ce n'est que dans la 2ᵉ moitié ou le dernier tiers de la grossesse que les modifications des mamelles sont très apparentes. Chez les multipares, ces signes sont presque nuls.

Toucher. — Modifications du col. Dans les 3 premiers mois, les modifications du col n'apprennent rien. Cette époque passée, les modifications varient chez les primipares et les multipares. Chez les primipares : ramollissement commençant par le pourtour des lèvres au 4ᵉ mois.

Corps ferme, orifice fermé et arrondi, au lieu d'être linéaire. Cette forme ne dépend pas toujours de la grossesse; on l'observe également pendant les menstrues et un peu après. Chez les multipares, la pulpe du doigt s'introduit assez facilement dans le col.

A 5 mois, tous les caractères augmentent. A 6 mois, chez les primipares, col mou à sa portion inférieure, mais conservant sa longueur; orifice fermé. Chez les multipares, introduction dans le col de toute la portion unguéale du doigt. A 7 mois, col entièrement mou ; orifice toujours fermé chez les primipares. Chez les multipares, introduction de presque toute la 1ʳᵉ phalange. A 8 mois, mêmes caractères, mais plus prononcés. A terme, chez les primipares, col généralement effacé. Mais il n'est pas rare, même à la veille de l'accouchement, de rencontrer un petit bourrelet mollasse, saillant, qui représente le col. Orifice fermé.

Le petit bourrelet dont nous venons de parler ne s'efface qu'au commencement du travail.

Chez les multipares, il n'y a plus de col ; souvent l'orifice est largement ouvert, et le doigt pénètre jusqu'aux membranes du fœtus.

On voit qu'approximativement on peut dire, suivant les modifications du col, l'époque de la grossesse.

Ballottement. — Le ballottement peut servir dans une certaine limite. Il ne se perçoit pas jusqu'au 4ᵉ mois. Chez la plupart des femmes, on commence à le sentir : entre le 6ᵉ et le 7ᵉ il est type, au 8ᵉ mois il est moins sensible, parce que le fœtus est trop gros. Au 9ᵉ, on sent la tête de l'enfant, mais on ne peut plus le faire ballotter.

Ainsi, une femme sera enceinte approximativement de :

Moins de 4 mois, si le ballottement n'est pas perçu; de 6 à 7

mois, s'il est perçu admirablement ; de 8 à 9, si la tête de l'enfant
est seule sentie.

Développement et volume.— A quelle hauteur le fond de l'utérus
se trouve-t-il à diverses époques de la grossesse?

Le fond de l'utérus se trouve à :

3 mois — au-devant du pubis ;

6 mois — un peu au-dessus de l'ombilic ;

9 mois — un peu au-dessous de l'épigastre.

Pour les mois intermédiaires, il n'y aura, d'une manière générale,
que trois hauteurs possibles :

1° Au-dessous du pubis, pour les 2 premiers ;

2° Entre pubis et ombilic, pour le 4° ou 5° ;

3° Entre l'ombilic et l'épigastre, pour le 7° ou 8° mois.

Mais entre le 4° et le 5° mois, par exemple, il y aura encore de
la différence : ainsi, de même que 3 est plus près de 4 que de 6,
de même à 4 mois le fond de l'utérus sera plus près du pubis
que de l'ombilic ; de même que 5 est plus près de 6 que de 3, de
même à 5 mois le fond de l'utérus sera plus près de l'ombilic que
du pubis ; il en serait ainsi pour le 7° ou 8° mois.

On peut donc dresser le tableau suivant :

3 mois — Au-devant du pubis.

4 —   Entre pubis et ombilic, plus près du pubis ;

5 —   Entre pubis et ombilic, plus près de l'ombilic ;

6 —   Un peu au-dessus de l'ombilic ;

7 —   Entre ombilic et épigastre, plus près de l'ombilic ;

8 —   Entre ombilic et épigastre, plus près de l'épigastre ;

9 —   Un peu au-dessous de l'épigastre.

Dans ce 9° mois, le fond de l'utérus est plus bas à la fin qu'au
commencement. Car, à cette époque, le col ayant complètement
disparu, sa portion vaginale forme une espèce de sphincter intermédiaire à la matrice et au vagin. L'enfant presse de tout son
poids sur ce sphincter, le déprime et l'excave en entraînant dans
son petit mouvement de descente le fond de l'utérus.

Le petit tableau ci-dessus est juste en général ; cependant, il
peut y avoir des exceptions. Ainsi, les femmes présentent des
différences entre elles : Les œufs plus ou moins volumineux dis-
tendent plus ou moins l'utérus, dont le fond occupe alors une
place plus haute dans un cas, plus basse dans l'autre. La primiparité donne également des différences : car les parois abdominales,
étant plus fermes, retiennent en avant l'utérus, qui est obligé de

s'élever. La multiparité, au contraire, présentant des parois molles, permet à l'utérus de gagner en avant ce que la primipare a été forcée de gagner en hauteur. Enfin, l'étroitesse du bassin influe beaucoup sur le niveau du fond de l'utérus. M. Pajot a vu chez une femme enceinte de 3 mois le fond de la matrice à l'ombilic. Chez cette femme, le détroit supérieur était trop petit pour laisser l'utérus se développer. Ce fut aux dépens de l'abdomen qu'il prit tout son accroissement.

Mouvements fœtaux. — Ils peuvent servir dans une certaine limite. Ce n'est guère que dans la 2ᵉ moitié de la grossesse que les mouvements passifs sont sensibles; on les sent très bien à 6 mois. On trouve des femmes à parois abdominales très épaisses chez lesquelles on ne les sent jamais. La fluctuation ne sert à rien.

Les mouvements actifs commencent à 4 mois, 4 mois 1|2. On voit le parti que l'on peut tirer de ces données. Une femme enceinte n'a pas encore senti remuer: sa grossesse n'a pas dépassé 4 mois 1|2. Il y a deux mois qu'elle a perçu les mouvements de son enfant, elle est grosse de 6 mois 1|2, en supposant qu'elle ne vous ait pas trompé et que les autres signes que vous avez examinés soient favorables à son dire.

Bruits de souffle. Bruits du cœur. — A 4 mois, le bruit de souffle est très rare ; à 5 mois, il n'est pas toujours perceptible ; à 6 mois, on l'entend toujours, mais à la condition de le chercher souvent, et de ne pas se décourager si on ne l'a pas perçu dans une première séance. En effet, il est extrêmement fugace. A un moment donné, on l'entend très bien, puis il cesse, et il faut quelquefois plusieurs heures pour l'entendre de nouveau. Ce bruit une fois perçu dans un des mois de la grossesse se perçoit ensuite dans tous les suivants et même après l'accouchement.

Les bruits du cœur apparaissent vers le 4ᵉ mois. A 4 mois, 4 mois 1|2, ils sont difficiles à entendre. A 5 mois, il n'y a pas grande difficulté. A 6 mois, on les entend toujours. Cependant, on trouve une femme sur 4 ou 500 chez laquelle les bruits du cœur ne sont perceptibles à aucune époque de la grossesse.

Nous venons d'examiner tous les signes qui peuvent nous fournir quelques données sur l'époque de la grossesse. Nous voyons que c'est par leur concordance qu'il nous sera possible d'arriver à un résultat, sinon certain, du moins assez approximatif pour être suffisant dans la pratique.

Modifications anatomiques dans les rapports et la texture de l'utérus.

1° *Séreuse;*
2° *Tissu propre;*
3° *Muqueuse;*
4° *Annexes.*

1° *Séreuse.*— On a pensé que le péritoine s'étendait, que les 2 feuillets des ligaments larges se déployaient pour permettre le développement de l'utérus : cela est faux. D'abord, en supposant le déploiement des ligaments larges, on a démontré que la surface ne serait pas encore assez grande pour couvrir l'utérus en état de gestation ; en second lieu, le résultat de toute distension est l'amincissement ; or, le péritoine est plus épais à la fin de la grossesse qu'au commencement, et, cependant, il recouvre un organe 4 ou 5 fois plus volumineux qu'à l'état normal. C'est une véritable hypertrophie du tissu, et non une simple distension.

2° *Tissu propre.* — Le tissu de l'utérus en état de vacuité présente l'aspect fibreux ; en état de plénitude, il abandonne cet aspect et devient éminemment musculaire.

Description de Mme Boivin. Elle est encore généralement adoptée aujourd'hui. Elle décrit 3 plans de fibres : 2 dont on peut suivre la direction, un 3e inextricable. Quand on enlève le péritoine, on voit que la couche externe est composée de fibres obliques qui partent d'un rayon médian ; mais cette disposition ne va que jusqu'au col. Le col, dans toute son épaisseur et sa hauteur, est composé de fibres circulaires ; il n'y en a jamais d'autres.

Si l'on retourne l'utérus, la face interne présente des tourbillons dont les trompes sont le centre. Cette disposition, de même que la précédente, ne va que jusqu'au col, où, comme je l'ai dit, on ne trouve que des fibres circulaires.

Entre ces 2 couches, il s'en trouve une autre qui est inextricable. C'est entre cette couche et la couche externe que rampent les vaisseaux. Cette dernière paraît plus mince que l'interne.

3° *Muqueuse.*—La membrane caduque n'est autre chose que la muqueuse hypertrophiée et appropriée aux fonctions qu'elle doit remplir pendant la grossesse. Les éléments anatomiques sont les mêmes dans ces 2 espèces de membranes. Il y a quelque temps, on considérait la caduque comme une exhalation pseudo-membraneuse tapissant la cavité de l'utérus avant la descente de l'ovule. Nous verrons plus tard que M. Coste a démontré que cela était faux.

Caduque. — La caduque, sur un œuf de 2 ou 3 mois, présente 2 feuillets : l'un pariétal, l'autre ovulaire. Pendant longtemps, ces 2 feuillets ont embarrassé les auteurs. M. Moreau, dans sa thèse sur une théorie de leur formation, suppose que, sous l'influence du coït fécondant, il se forme à la face interne de l'utérus une couche pseudo-membraneuse qui tapisse toute cette face interne de façon que l'orifice des trompes étant bouché, l'œuf est obligé, pour pénétrer dans l'utérus, de déprimer, d'excaver cette pseudo-membrane et d'y faire une poche. Les 2 feuillets sont alors trouvés : l'un enveloppe d'une manière immédiate l'œuf fécondé et a reçu le nom de *feuillet ovulaire;* l'autre tapisse l'*utérus* et se nomme *feuillet pariétal.* Or, lorsque l'ovule est encore très petit, on comprend que ces 2 feuillets soient éloignés l'un de l'autre ; mais à mesure que l'ovule grossit, ces feuillets se rapprochent, et, à une certaine époque, finissent par se confondre. Quand ils sont encore séparés, il existe entre eux, toujours selon M. Moreau, un liquide auquel M. Breschet a donné le nom d'hydropérione. M. Coste a montré que ce liquide était pathologique; on voit donc que, pour que cette théorie soit soutenable, il est de toute nécessité que les trompes soient obstruées. Eh bien! elles ne le sont pas. Au moyen de l'insufflation, on peut s'en assurer. La théorie est fausse.

Théorie Coste. Quand l'œuf arrive dans l'utérus, la muqueuse, préparée à le recevoir, présente les caractères qu'elle a pendant la menstruation, mais exagérés. Elle est tellement hypertrophiée qu'elle ne pourrait plus être renfermée dans l'organe si elle ne se plissait sur elle-même. Elle offre alors des dépressions plus ou moins profondes destinées à recevoir l'œuf et à le retenir. Nous voyons donc l'ovule adhérant à la muqueuse, c'est-à-dire au feuillet pariétal de la caduque. Comment va se former le feuillet ovulaire? Tout simplement par la continuation directe de cette même muqueuse utérine. L'œuf l'irrite, fait l'effet d'un corps étranger et ne tarde pas à être enveloppé par elle. Elle lui forme peu à peu un bourrelet circulaire qui s'élève de plus en plus, comme on voit des bourrelets charnus s'élever autour d'un cautère dont ils tendent à ensevelir le pois dans leur intérieur. Au point où tous ces bourgeons se réunissent, existe une cicatrice, une espèce d'ombilic.

Quand on examine un œuf, on voit sur la face utérine du placenta une membrane qui ressemble beaucoup à la caduque; elle se trouve derrière le point où s'est inséré l'œuf. Cette membrane est une preuve de plus que la théorie de M. Moreau est fausse. En effet, si l'œuf, en entrant dans la matrice, avait à soulever la pseudo-membrane supposée par l'auteur, on devrait remarquer l'absence de la caduque entre lui et le point par lequel il est en contact avec l'organe gestateur. Or, au contraire, la continuité de la caduque derrière l'œuf est si évidente, qu'il a été impossible de la nier, et qu'on a été obligé d'avoir recours à une nouvelle exsudation plastique que l'on a nommée caduque secondaire (sérotine).

On ne peut admettre une pareille supposition. Il n'en est pas de même dans la théorie Coste. On voit, en effet, que cette prétendue sérotine est tout simplement une partie de la caduque ou muqueuse utérine, se trouvant naturellement placée entre la paroi de la matrice et la surface de l'œuf; on l'appelle aujourd'hui membrane *utéro-placentaire.*

Epaisseur de l'utérus. — Quelle est l'épaisseur des parois de l'utérus ?

Mauriceau pensait qu'elles s'amincissaient à mesure que la grossesse avançait. Il se fondait sur ce qu'il avait trouvé des femmes chez lesquelles on sentait, à une époque avancée de la grossesse, les parties fœtales avec une si grande netteté qu'elles ne semblaient séparées de la main que par un simple linge. Mais, dans ces cas, il avait affaire à des femmes à parois utérines et abdominales très minces. Ce sont des exceptions.

L'opinion contraire à celle de Mauriceau a été soutenue. On disait que le tissu de l'utérus augmentait considérablement. L'erreur venait de ce qu'on observait l'épaisseur des parois utérines sur des femmes mortes peu après l'accouchement. A cette époque, l'utérus se rétracte, diminue de volume, et l'effet de cette rétraction est l'augmentation des parois.

La vérité, la voici : le tissu de l'utérus n'augmente pas pendant la grossesse, car, si on a l'occasion d'en examiner un avec un produit dedans, on voit que la paroi utérine a la même épaisseur qu'en l'état de vacuité, seulement au point où est attaché le placenta, se montre une légère hypertrophie.

Toutes ces modifications dans le tissu de l'organe entraînent d'autres modifications dans ses propriétés :

1° *Contractilité* ;
2° *Rétractilité* ;
3° *Elasticité* ;
4° *Sensibilité.*

Contractilité. — C'est cette propriété que possède l'utérus de se rétrécir un moment pour reprendre, quelques instants après, son volume.

Rétractilité. — C'est cette propriété que possède l'utérus de devenir plus petit après avoir perdu son produit et de pouvoir revenir à son état antérieur.

Ces deux propriétés sont d'autant plus marquées que l'on avance davantage vers le terme de la grossesse.

Elasticité. — L'élasticité se développe par la grossesse. C'est en vertu de cette propriété que l'utérus peut se laisser distendre par un produit supérieur à sa capacité.

Sensibilité. — A l'état de vacuité, le col de l'utérus est insensible. On en a la preuve par les cautérisations qui ne font nullement souffrir les femmes. Mais en état de grossesse, l'utérus et même le col ont-ils toujours cette insensibilité ? M. Pajot en doute. Il a vu des femmes qui avaient la conscience du doigt dans le col, lorsqu'on l'introduisait même modérément. Du reste, la sensation que perçoit la mère des mouvements de son enfant est une preuve presque certaine de la sensibilité de l'utérus.

Téguments. — Distension et éraillure de la peau. Vergetures. Ce sont de petites taches bleuâtres ressemblant à des cicatr.ces après l'accouchement. Peau des cuisses et même des fesses ridée. Ouvertures aponévrotiques distendues prédisposant aux hernies.

Organes voisins. — Modifications surtout dans les dern:ers temps de la grossesse. Si on ouvre un cadavre à cette époque, on voit que la masse utérine recouvre toute la partie latérale droite, et que c'est du côté gauche que se concentre tout le paquet intestinal. Vessie proéminant plus ou moins au-dessus du pubis. Rectum ordinairement comprimé.

Annexes de l'organe. — Les ligaments larges se trouvent à peine, tant ils sont peu développés et peu à leur place ordinaire. A l'union du 1/3 supérieur avec les 2/3 inférieurs, on trouve 2 petits appendices insérés postérieurement par rapport à l'utérus. C'est là un résultat du mode de développement de l'organe. Les ligaments ronds ont grossi. Les ovaires sont doubles ou triples de ce qu'ils sont ordinairement; il en est de même des trompes.

Œuf humain.

L'œuf à terme est une vésicule membraneuse dans laquelle sont contenus le fœtus et ses annexes. On entend par annexes les membranes, le placenta, le cordon ombilical, voire même le liquide amniotique.

Quand, après l'accouchement, on extrait le placenta, on a l'habitude de le tirer par le cordon ombilical pour le faire passer par l'orifice interne de l'utérus ; mais, comme cet orifice est étroit, les membranes se rebroussent comme il arrive parfois pour les parapluies par un grand vent.

Les membranes qui composent la coque de l'œuf sont :

1° *Le chorion* (la plus externe) ;

2° *L'amnios* (la plus interne).

Quelle est la composition de ces membranes ? d'où viennent-elles ?

1° Le chorion est formé ou bien par le feuillet externe du blas-toderme seul ; ou bien par le feuillet externe du blastoderme avec la membrane vitelline accolée ; ou bien avec la vitelline et la membrane allantoïde.

2° L'amnios de nature séreuse n'est que la couche interne du feuillet externe de la membrane blastodermique.

Placenta.

Le placenta, délivre, arrière-faix, est un organe qui a 5 ou 6 pouces dans un sens, et toujours un peu plus dans l'autre, bien qu'il soit arrondi. Il présente 2 faces : l'une utérine, l'autre fœtale.

La face utérine est mamelonnée, inégale, séparée en lobes qui portent le nom de Cotylédons. Ces lobes ne communiquent pas toujours entre eux. La face fœtale est très lisse, très douce au toucher ; c'est sur elle que s'insère le cordon ombilical. A la base de ce cordon, on trouve des arborisations très marquées. Cette face est recouverte par les membranes du fœtus, c'est-à-dire du dehors en dedans, le Chorion et l'Amnios. Qu'est-ce que le déli-vre ? Le tissu du delivre est éminemment vasculaire. Quand on examine le placenta anatomiquement, on trouve 4 espèces de vaisseaux : deux qui appartiennent à la mère, deux au fœtus. Ceux de la mère sont les artères et les veines utéro-placentaires ; ceux du fœtus sont les artères et veines ombilicales.

Comment se comportent ces vaisseaux par rapport les uns aux autres ? On a longtemps pensé que les 2 circulations n'en fai-saient qu'une. Cela est faux. Il n'y a aucune communication anastomotique directe entre la mère et l'enfant. Les preuves qu'on peut en donner abondent :

1° S'il y avait communication directe, lorsque le cordon est coupé, le placenta étant encore en place, le sang de la mère cou-lerait par la coupure. Jamais cela ne s'est vu. Il arrive quelque-fois qu'après l'accouchement des hémorrhagies se déclarent, et alors le sang suit le cordon exactement comme l'eau suit la charpie qu'on lui a donné comme conducteur dans l'appareil chirurgical à irrigation continue. Pour faire cesser l'erreur, on relèvera le cordon, et l'on verra le sang continuer à couler, ce qui prouve bien qu'il ne vient pas du cordon ombilical.

2° Il arrive parfois que des femmes accouchent sans secours. Dans ce cas-là, le placenta étant sorti, s'il y a réellement conti-nuation directe entre la mère et l'enfant, on doit voir à chaque contraction du cœur du fœtus le sang sourdre par la face utérine de l'arrière-faix. Or, cela ne se voit nullement.

3° Une femme avant l'accouchement meurt d'hémorrhagie, ainsi que son enfant. Nécessairement le fœtus doit être exsangue si ces vaisseaux communiquent avec ceux de la mère. Eh bien ! 98 fois sur 100 il meurt apoplectique. Je dis 98 fois sur 100, car dans les manœuvres pour arrêter les hémorrhagies de la mère, on peut blesser les vaisseaux ombilicaux, et alors le fœtus meurt également d'hémorrhagie.

4° *Preuve anatomique.* — *MM. Bonamy et Jacquemier* prirent une femme morte avec l'enfant dans la matrice. Ils injectèrent les vaisseaux placentaires, les artères en rouge, les veines en bleu ; puis ils retirèrent avec beaucoup de soin l'enfant, injectèrent les vaisseaux ombilicaux avec les mêmes couleurs, mais dans l'ordre inverse, et examinèrent comment cela se comportait dans le pla-centa. On ne voit jamais les vaisseaux de la mère et ceux de l'enfant communiquer ensemble. Mais il fut parfaitement démontré que la communication était possible entre les artères et les veines utéro-placentaires, et qu'il en était de même entre les veines et les artères ombilicales.

Comment ces vaisseaux maternels et fœtaux se comportent-ils donc?

1° Les uns pensent que ces vaisseaux s'enchevêtrent entre eux, et qu'ils accomplissent leurs fonctions comme la respiration accomplit la sienne ;

2° Les autres, que l'extrémité des vaisseaux ombilicaux s'enfonçait dans des réservoirs sanguins existant entre les colylédons. Mais cela n'est pas confirmé.

La première opinion est la vraie. Dans ces derniers temps, les travaux de M. Robin en ont montré toute l'exactitude.

Jusqu'à présent, personne n'a démontré de nerfs et de vaisseaux lymphatiques dans le placenta.

Cordon ombilical.

C'est une tige qui d'une part tient au placenta et de l'autre à l'ombilic de l'enfant ; elle est ordinairement un peu plus mince que le petit doigt ; cependant, on en voit de beaucoup plus grosses. Elle est blanche, opaline, quelquefois bleuâtre : ce sont alors de gros cordons.

Le cordon ombilical présente à considérer un trajet et 2 extrémités.

1° *Trajet.* — Le trajet offre quelquefois des renflements, de vrais appendices, des vrilles nombreuses.

2° *Extrémité placentaire.* — En général, elle est insérée dans le centre du délivre. Ce n'est pas constant. Les vaisseaux partent du cordon comme les baleines d'un parapluie du manche, et viennent s'éparpiller sur le délivre. Quelquefois il arrive que ces vaisseaux se divisent avant d'arriver au placenta ; mais cela est rare.

De fortes tractions exercées sur le cordon ne peuvent le rompre. Cependant, on dit souvent que le cordon s'est rompu. Voici comment cela s'explique : la rupture ne s'opère pas dans son milieu, mais à son extrémité placentaire, dans le point où les vaisseaux divergent.

3° *Extrémité ombilicale.* — Le cordon pénètre dans l'abdomen à travers un petit bourrelet tégumentaire. C'est à ce bourrelet (n'importe à quelle hauteur vous le coupiez) que le cordon tombera.

Il arrive quelquefois qu'à la *base du cordon se trouve une tumeur. Il faut bien se garder de la lier, car c'est une anse intestinale.*

Le cordon peut s'attacher ailleurs qu'à l'abdomen ; ainsi, on l'a vu se fixer au dos, à la poitrine ; on a même dit à la figure.

Quels sont les éléments constitutifs du cordon ?

Les voici :

1° Une gaîne extérieure formée par l'amnios seul. — Le chorion, d'après les théories actuelles, n'en fait pas partie. Cependant, cette gaîne est bien épaisse pour être seulement composée de l'amnios.

2° Une matière gélatineuse, surtout dans les cordons gras.

Ces cordons gras ont cet inconvénient que, quand on en fait la ligature, la sérosité se dessèche, et à mesure que la dessiccation avance, la ligature se relâche ; et si une cause quelconque vient à entraver la respiration pulmonaire, le sang sort par le cordon.

Toutes les fois, donc, que le cordon sera gras, avant de le lier il faut le presser, le piquer même, afin d'en faire sortir la sérosité.

3° Des vaisseaux au nombre de 3 : une veine et 2 artères.

La veine est beaucoup plus volumineuse que les artères. Ces vaisseaux sont rangés en triangle.

Le cordon est tordu de gauche à droite, 9 fois sur 10. Il a 50 à 60 cent. environ. On en a vu de 5 à 6 pieds, d'autres de 2 à 3 pouces seulement. Les vaisseaux qui le composent viennent du placenta ou s'y rendent.

La veine ombilicale part du délivre et va à l'enfant.

Les artères viennent des hypogastriques fœtales et se rendent au placenta.

Liquide amniotique.

A terme, il y a dans l'œuf un liquide, ordinairement limpide comme de l'eau ; quelquefois il est légèrement citrin et renferme des flocons blanchâtres.

Ce liquide peut présenter différentes couleurs, qui sont :

1° Vert très foncé, presque noir ;

2° Vert clair ;

3° Rose ;

4° Jaune.

Nous allons étudier ces divers aspects.

Vert foncé. — 1° Le vert très foncé indique un grand état de souffrance de l'enfant, parfois la mort. Cette couleur vient de ce qu'il a rendu le méconium. Il y a une exception à cette règle, à ce grave pronostic. En effet, si l'enfant se présente par l'extrémité pelvienne, la couleur du liquide ne fait plus rien, car, dans ce cas, le méconium n'est plus rendu par menace d'asphyxie, mais par un effet tout mécanique, les contractions utérines.

Vert clair. — 2° Le vert clair donne les mêmes craintes, mais à un moindre degré.

Rose. — 3° Si le liquide sort rose de la cavité amniotique, l'enfant est mort ; mais, pour cela, il faut être bien sûr que cette couleur n'est pas due à un caillot sanguin du vagin.

Un enfant mort dans le ventre de sa mère ne se putréfie pas comme un cadavre à l'air libre. Il devient d'un rouge foncé, se ramollit, se macère dans le liquide amniotique. Peu à peu l'épiderme se soulève, il s'amasse sous ces espèces de phlyctènes de la sérosité sanguinolente qui colore les eaux de la mère par leurs ruptures.

Jaune. — 4° La couleur jaune est due à du pus : aussi ce liquide peut-il être purulent, ou même séro-purulent. Cela n'entraîne pas la mort de l'enfant. Certaines professions entraînent ce caractère : ainsi, M. Pajot connaît une femme travaillant à la manufacture de tabacs, qui, à chaque enfant, présente un liquide amniotique jaunâtre, exhalant une odeur infecte de tabac pourri.

A quoi sert le liquide amniotique.

1° A protéger le fœtus, pendant la grossesse, des chocs extérieurs ;

2° A protéger le fœtus contre l'utérus lui-même pendant l'accouchement : aussi, chez les femmes qui commencent à perdre avant le commencement du travail en général, le produit est mort ;

3° A lubréfier les parties pour faciliter la sortie. A chaque contraction utérine, il s'en écoule une gorgée, si je puis m'exprimer ainsi ;

4° A former la poche des eaux et servir, par conséquent, à la dilatation du col utérin.

5° M. Cazeaux a prétendu qu'il servait à la nutrition du fœtus. C'est une erreur. A la même époque, M. Depaul écrivait que le fœtus urinait dans le liquide amniotique.

Fœtus.

Attitude. — Généralement la tête est en bas, légèrement fléchie sur la poitrine, bras repliés sur le thorax, parfois croisés, membres inférieurs fléchis sur eux-mêmes et sur le bassin, talons assez souvent croisés, pointes des pieds en haut. On voit que dans cette attitude tout a été ménagé pour protéger le plan abdominal qui donne attache au cordon.

Tête. — Grande importance de la mensuration de la tête, parce que cette présentation est la plus fréquente et que cette partie est la plus volumineuse du corps. Ainsi, de même qu'on a mesuré les parties les plus étroites du bassin, de même, par une raison inverse, on mesure les diamètres les plus étendus de la tête du fœtus.

La tête du fœtus présente quelques particularités. La face est sans importance ; il n'en est pas de même du crâne.

Les os sont les mêmes que chez l'adulte ; seulement, certains sont divisés qui ne le seront pas plus tard.

La tête très volumineuse avait besoin de diminuer de volume pour traverser les parties étroites du bassin. Cette faculté se trouve dans l'élasticité des sutures qui sont membraneuses. Quelquefois on trouve que les os ont prêté, et chevauchent les uns sur les autres. On trouve également des défauts d'ossification sur certains points : c'est ce que l'on nomme des fontanelles.

Sutures. — Il y a deux sutures principales au point de vue des accouchements :

La sagittale ;

La lambdoïde.

La sagittale coupe le crâne en 2 parties latérales ; elle sépare les pariétaux.

La lambdoïde sépare les pariétaux de l'occipital.

Il y a en outre la suture fronto-pariétale, puis la suture frontale.

Enfin, pour être complet, la suture écailleuse du temporal, qui ne sert à rien.

Fontanelles.

1° *Fontanelle antérieure ou bregma* (grande fontanelle), de forme losangique, 4 côtés : 2 longs, ce sont les inférieurs ; 2 courts, ce sont les supérieurs. Les 2 côtés courts sont plus épais que les deux autres. Ceci est important pour le toucher.

Quatre sutures partent des 4 angles du losange, ce qui peut la distinguer des sutures accidentelles.

Cette fontanelle antérieure n'est pas celle que l'on rencontre le plus souvent dans les présentations de la tête.

2° *Fontanelle postérieure.* — C'est une ouverture bouchée par le périoste interne et externe. Elle se trouve à l'engagement de la pointe de l'occipital, entre les deux pariétaux. Elle est tellement petite qu'elle est nulle dans la plupart des cas. On peut cependant la reconnaître ; car dans ce point on trouve 2 sutures (lambdoïde et sagittale).

La suture sagittale est terminée antérieurement à la fontanelle antérieure ; postérieurement à la fontanelle postérieure.

Les 2 fontanelles latérales se trouvent à chaque extrémité de la portion écailleuse du temporal. Elles sont très peu importantes ; les oreilles les remplacent avec beaucoup d'avantages, dans les cas où elles sont utiles pour le diagnostic des positions.

Dimensions du fœtus. — On a mesuré le grand diamètre du fœtus dans l'attitude qu'il possède habituellement dans l'utérus ; on a trouvé 30 à 33 cent.

Diamètres de la tête. — Voyons maintenant les diamètres de la tête.

Occipito-mentonnier. — Il se mesure depuis le menton jusqu'à l'occiput. Il a 13 cent. 1/2 ; d'où il suit que, dans un accouchement naturel, jamais ce diamètre ne peut se présenter, puisqu'il ne peut pas passer dans le bassin.

Mento-bregmatique ;
Occipito-frontal ;   } 10 à 11 cent. en général.
Trachélo-occipital ;

Diamètres transversaux : — Bi-pariétal — 9 à 10 centimètres. Bi-temporal — 7 à 8 centimètres.

C'est le seul diamètre qui soit tout à fait irréductible, parce qu'il représente exactement les dimensions de la base du crâne. Ainsi, quand le bassin d'une femme n'a pas 6 ou 7 centimètres d'ouverture, l'accouchement ne peut se faire que de 2 manières : élargir le bassin, ou diminuer le fœtus.

Diamètres du tronc : — *Bis-acromial* (des épaules), 10 à 11 cent. Il varie beaucoup suivant les enfants. Il est réductible. Il faut toujours avoir soin de soutenir le périnée lors du passage des épaules.

Bis-iliaque, 7 à 8, 9 au plus ; il est sans importance. Une fois les épaules passées, le reste du corps suit très facilement.

Fonctions du fœtus.

1° *Nutrition fœtale.*

Plusieurs opinions ont été émises.

A. — Le fœtus est nourri par le liquide amniotique ; cette opinion est appuyée sur les expériences de Legallois.

1° Cet observateur a nourri de petits animaux avec le liquide amniotique de leur mère.

2° Il a vu de petits fœtus de chien exécutant des mouvements de déglutition dans les membranes.

3° Il a vu, chez une vache morte pendant un hiver rigoureux, le liquide amniotique gelé, et le glaçon se continuer dans les voies digestives du fœtus.

Toutes ces expériences peuvent facilement être combattues.

Nous dirons d'abord que les petits animaux n'ayant vécu que 3 ou 4 jours, Legallois les a plutôt laissé mourir de faim qu'il ne les a nourris. Pour que l'expérience fût concluante, il eût été nécessaire de les nourrir plusieurs mois.

Quant aux mouvements de déglutition, ce n'était autre chose que des mouvements de déglutition opérés par une personne qui se noie en faisant de grands efforts d'inspiration.

Du reste, les premières inspirations du fœtus se composent de mouvements convulsifs qu'on peut très facilement prendre pour des mouvements de déglutition.

On explique tout aussi bien le glaçon. En effet, le fœtus étant mort, le liquide amniotique pénètre dans les voies respiratoires et digestives, et s'y congèle en même temps que la masse des eaux.

Comme on le voit, toutes les expériences de Legallois ont été mal interprétées : une preuve irrécusable, ce sont les fœtus sans tête. — Comment ceux-ci auraient-ils pu se nourrir ? On a bien dit qu'ils prenaient leur nourriture par les organes génitaux, par le rectum, par la peau ; mais tout cela est faux. La peau est recouverte d'un enduit sébacé qui s'oppose en grande partie à l'absorption. Aujourd'hui, presque tous les accoucheurs regardent le cordon ombilical comme le conduit nourricier du fœtus. En effet, jamais on n'a trouvé de fœtus développé sans cordon. Je sais bien qu'on a vu de petits fœtus de 1 ou 2 mois sans cordon ; mais c'est qu'alors ils avaient déjà subi un commencement d'absorption, et comme, à cet âge, le cordon est extrêmement fragile, il s'est trouvé absorbé le premier. Nous pouvons donc dire que ce n'est pas par le liquide amniotique que le fœtus se nourrit, mais certainement par le cordon.

B. — Le fœtus se nourrit avec des fluides particuliers arrivant par le cordon ombilical. C'est une erreur, comme le prouve l'expérience de M. Jacquemier. Il prit une femme qui venait d'accoucher ; le placenta ne tombant pas, il fit sortir le sang du cordon et le lia, espérant qu'au-dessus de la ligature s'accumulerait le fluide nourricier. — Il n'obtint rien.

Comment se fait la nutrition ?

Autrefois le fœtus était regardé comme un organe de la mère : aussi sa nutrition s'expliquait très nettement. Mais, aujourd'hui que l'anatomie a démontré qu'il n'y a nulle communication directe entre ses vaisseaux et ceux de la mère, il faut abandonner l'ancienne explication. M. Pajot croit que la circulation fœtale va puiser dans le placenta, comme dans un terrain neutre, des éléments de nutrition et de respiration. — Mais, dira-t-on, les vaisseaux de la mère et de l'enfant ne communiquent pas entre eux, ils ne font que s'accoler, chevaucher les uns sur les autres, comment peut-il se faire que des matériaux du sang maternel passent dans celui du fœtus ? De la même manière que les sucs de la terre pénètrent dans les spongioles des végétaux, c'est à-dire à travers des membranes.

2*

Il en est de même pour la respiration. En effet, si nous examinons la respiration dans l'homme lui-même, nous voyons que le sang n'est pas en contact immédiat avec l'air, mais qu'il en est séparé par des membranes très apparentes.

Pour nous, c'est dans le sang de la mère que se trouvent les matériaux qui doivent nourrir le fœtus.

2° *Respiration fœtale.*

Y a-t-il une respiration ? — Oui. Certes, si on ne voit dans la respiration que l'introduction de l'air dans les poumons, le fœtus ne présente rien de semblable ; mais si on entend par respiration la fonction apte à modifier le sang, cette fonction existe parfaitement chez le fœtus. En effet, il meurt si elle est entravée de seulement 5 ou 6 minutes. Où donc se passe cette respiration? Dans le placenta. — Si le placenta ou le cordon sont comprimés, l'enfant meurt. On ne peut pas dire que ce soit le défaut de nutrition, car quelques minutes suffisent. Ce n'est pas non plus la syncope, puisque le cœur bat encore quelques instants après la mort. C'est l'asphyxie, pas autre chose.

Il y a une espèce d'antagonisme entre la respiration placentaire et la respiration pulmonaire ; c'est une sorte de bascule, si je puis m'exprimer ainsi. Lorsque l'enfant est sorti du ventre de la mère, et qu'il commence à respirer, la respiration ombilicale cesse ; si on lui met la main sur la bouche, comme pour l'étouffer, la respiration ombilicale recommence.

Comment s'effectue la respiration fœtale?

Le sang de la mère est oxygéné, et cède, à travers les parois des vaisseaux, de l'oxygène au sang du fœtus. La quantité cédée doit être assez minime, car le sang du fœtus est toujours noir.

M. Jacquemier a remarqué que, si l'on empêche une femme enceinte de respirer, l'enfant exécute des mouvements comme s'il était gêné: c'est qu'en effet sa respiration est troublée. Si une femme meurt d'hémorrhagie, l'enfant périt d'asphyxie lente. Cela se comprend, le sang maternel diminuant peu à peu, l'oxygène qu'il fournit au sang du fœtus décroît également, et il arrive un moment où l'enfant succombe faute de respirer.

3° *Circulation fœtale.*

Nous allons prendre le sang dans le placenta, et le faire entrer dans la veine ombilicale. Celle ci remonte à l'ombilic, puis au foie ; là, elle se divise en deux branches : l'une qui reste dans ce viscère, l'autre qui va se jeter dans la veine cave ascendante, près de son embouchure dans l'oreillette droite. De cette oreillette le sang passe dans le trou de Botal, arrive ainsi dans l'oreillette gauche, passe dans le ventricule gauche et de là dans l'aorte. Presque tout ce sang se rend aux rameaux de la crosse, une très petite quantité descend dans l'aorte abdominale.

Du sang arrive dans l'oreillette droite par la veine cave supérieure ; de l'oreillette droite il passe dans le ventricule droit, puis dans l'artère pulmonaire. Une petite portion passe dans les branches des artères pulmonaires qui sont rudimentaires ; la plus grande quantité suit le canal artériel qui s'ouvre dans l'aorte. Celle-ci se divise comme chez l'adulte ; seulement, l'artère ombilicale est la véritable continuation de l'hypogastrique chez le fœtus.

Cette artère remonte le long de l'abdomen, passe à l'ombilic et arrive au placenta. — Quant au sang qui s'échappe par les artères pulmonaires, il ne sert pas du tout. C'est pour tenir perméables des canaux qui sont plus tard très utiles.

PARALLÈLE ENTRE LA CIRCULATION DU FOETUS ET CELLE DE L'ADULTE.

Chez l'adulte, tous les globules sanguins doivent passer par les poumons ; chez l'enfant, ce n'est que la plus petite partie ; aussi l'enfant ne respire pas, mais il a pour lui le délivre par où tout le sang doit passer.

Chez l'adulte, il y a un seul point où les artères ramènent le sang noir, et les veines apportent le sang rouge : ce sont l'artère pulmonaire et les veines pulmonaires. Chez le fœtus, nous trouvons dans le cordon ombilical cette inversion dans l'usage des vaisseaux. La veine ombilicale apporte le sang nutritif ; les artères au contraire le reprennent quand il est vicié.

Les parties supérieures du fœtus semblent recevoir plus de sang que les inférieures, et cela est tellement vrai que les différentes parties sont loin d'être également développées chez le fœtus.

Grossesses multiples (à terme).

Il s'agit de savoir comment sont disposés les œufs doubles. Cette disposition n'est pas toujours la même; mais voici la plus commune :

Il n'y a évidemment qu'une caduque ; mais, sauf cela, chaque œuf possède les mêmes éléments qu'on trouve à un seul, seulement les 2 placentas sont presque toujours accolés par un de leurs bords.

Cette jonction est indépendante de la circulation qui, le plus souvent, est distincte pour chaque fœtus. Dans quelques cas, il y a communication entre les 2 placentas, de telle sorte que, par une injection poussée par un des cordons, on injecte non seulement le placenta appartenant au cordon, mais quelques lobes du placenta voisin. Jamais tout le second placenta ne s'injecte par ce procédé. Ceci a des conséquences pratiques énormes. Car, dans un accouchement où le ventre de la mère loge deux enfants, après la sortie du premier, si on n'applique pas une ligature sur le cordon qui pend de la mère, le second enfant perdra son sang si les deux circulations placentaires communiquent. Il faut donc, quand on a diagnostiqué ou qu'on craint 2 fœtus, appliquer une ligature au cordon qui pend de la mère, après la venue du premier.

On dit qu'on a vu 2 fœtus avec 2 amnios et un chorion commun. On dit qu'on a vu également 2 fœtus contenus dans un même œuf.

Les monstruosités expliquent ces faits ; ce sont des inclusions fœtales.

Poids d'un fœtus à terme.

Il est de 2,500 à 3,500 grammes. Il ne faut jamais croire sans peser. Aussi, des bonnes femmes vous parlent-elles de fœtus de 20 à 25 livres. Cela n'est pas ; un enfant de 8 à 10 livres est énorme.

Par quelle série de phénomènes se développent les différentes parties de l'ovule pour arriver à offrir les éléments qui se trouvent dans l'œuf?

Nous savons que la vésicule est composée de deux lames séparées par un réseau vasculaire; qu'en dedans se trouve la membrane granuleuse, celle-ci contenant dans un point l'ovule entouré d'un disque proligère.

Quand on fend les ovaires d'une femme morte récemment, on trouve facilement ces vésicules. Si on les ouvre et qu'on reçoive sur un verre ce qui en sort, on voit à la loupe un liquide composé de granulations qui contiennent l'ovule. Celui-ci est entouré de granulations, et en entraîne toujours avec lui.

Quand, à la suite de la fécondation, une vésicule de de Graaf se rompt et que l'ovule est arrivé dans la trompe, le 1er phénomène de l'évolution c'est la disposition de la vésicule et de la tache germinative. En sorte que l'ovule n'est plus composé que de 2 éléments : la *membrane vitelline* et le *vitellus*.

Si on suit l'œuf peu à peu, on voit le vitellus qui se segmente, se séparer en 2 sphères qui elles-mêmes se segmentent en deux autres : ainsi de suite, de telle sorte que bientôt ce jaune ressemble à une mûre : aussi l'a-t-on appelé *corps muriforme*.

Pendant que ces phénomènes se passent dans la trompe, on en voit d'autres : c'est la disparition de la membrane granuleuse qui, dit-on, servirait à la nutrition de l'œuf. On dit même qu'il n'y en a pas assez pour accompagner l'œuf jusque dans l'utérus ; aussi, voit-on celui-ci s'entourer d'albumine.

Quand le corps muriforme est complètement constitué, alors apparaît le blastoderme.

Blastoderme.

Le blastoderme est formé par la dissociation des éléments du vitellus. Ce blastoderme constitue à la face interne de la membrane vitelline une double vésicule que l'on appelle la vésicule blastodermique. Ainsi, il y a deux feuillets : l'un interne, l'autre externe. On disait autrefois que le premier contenait les derniers éléments du jaune ; M. Coste vient de le démentir.

C'est ce blastoderme qui va donner naissance à toutes les parties de l'œuf. Entre les 2 feuillets du blastoderme, on voit apparaître une tache grisâtre, *tache embryonnaire*. C'est le 1er indice de l'embryon. Le feuillet externe du blastoderme soulève un peu cette tache, puis, quand elle est un peu plus développée, on voit ce feuillet se replier en dedans, de façon à encapuchonner l'embryon et à étrangler le feuillet interne. Ce sont ces capuchons qu'on appelle : *capuchons amniotiques, céphalique et caudal.*

Le feuillet externe du blastoderme encapuchonne de plus en plus l'embryon, et les 2 bases de ce feuillet, se rapprochant de plus en plus, finissent par se toucher. Alors le fœtus est entouré par une membrane dans la cavité de laquelle il n'est pourtant pas contenu; cette membrane, c'est l'*amnios*.

Nous voyons donc que l'amnios est formé par le repli interne du feuillet externe du blastoderme.

Chorion. — Formation du chorion.

Trois opinions :

1° Il ne serait autre chose que le feuillet externe du blastoderme seul. — Il faudrait pour cela que la membrane vitelline eût été résorbée.

2° On dit que le chorion est formé de 2 parties : dans ce cas, il serait constitué par le feuillet externe du blastoderme et par la membrane vitelline amincie.

3° On a dit encore que le chorion était formé par 3 éléments : le feuillet externe du blastoderme, la membrane vitelline et l'allantoïde. Cela n'est pas.

La 2e opinion est la plus probable, car ce qui constitue essentiellement le chorion, c'est sa face externe sur laquelle se trouvent des villosités qui se présentent sous la forme de touffes. Or, avant que le chorion ne soit constitué, on aperçoit sur la face externe de la membrane vitelline le développement de ces villosités qui seront l'attribut du chorion. Il est donc probable que cette membrane vitelline entre pour quelque chose dans la composition du chorion.

Que devient le feuillet interne du blastoderme ?

A mesure que les capuchons amniotiques enveloppent le fœtus, ils forment une espèce de canal qui étrangle à sa base le feuillet interne du blastoderme, et qui offre alors un pédicule allant au ventre du fœtus. Ce feuillet interne prend le nom de *vésicule ombilicale*.

Le pédicule a été considéré comme donnant passage au reste du jaune et comme conduisant la nourriture au fœtus avant qu'il ne soit greffé sur la mère. Mais cette opinion est tout à fait contestée aujourd'hui.

On peut se demander comment cette vésicule, si petite en comparaison de celle de l'oiseau, peut suffire au développement d'un œuf aussi considérable que l'œuf humain.

Cela s'explique parfaitement. En effet, l'œuf de l'oiseau est complètement séparé de la mère ; il lui faut tous les matériaux nécessaires à l'accroissement du produit qu'il renferme ; au lieu que le fœtus humain ne reste que peu de temps sans être uni à sa mère, et, une fois greffé sur elle, il puise dans son sang sa nourriture. Aussi, lorsque l'embryon est fixé à l'utérus, voit-on le pédicule de cette vésicule se déchirer et elle-même flotter, à 3 ou 4 mois, entre l'amnios et le chorion.

Plus tard, elle est résorbée.

On a des doutes sur l'usage de cette vésicule. M. Coste prétend que le vitellus n'est pas du tout le pendant du jaune de l'œuf de l'oiseau, mais qu'il est celui de la cicatricule. Il pense en outre que tout le vitellus est employé à former le blastoderme et qu'il ne reste rien dans la vésicule ombilicale.

Comment l'œuf se nourrit-il après la perte de la vésicule ombilicale ? Comment se forment le placenta et la vésicule *allantoïde ?*

Vers le 10e jour de la fécondation, on voit s'élever vers l'extrémité caudale de l'embryon une petite vésicule ; et, quand on l'examine avec soin, on voit que son pédicule communique avec le cloaque.

A cette époque, en effet, la vessie communique avec le rectum, et ces organes présentent alors une série de tubulures.

Cette vésicule passe par l'ombilic, forme l'ouraque par son pédicule, et va constituer la vésicule allantoïde.

On y rencontre 4 vaisseaux, une veine et une artère pour chaque côté du ventre.

Ces vaisseaux se nomment veines et artères ombilicales ; mais une de ces veines ne tarde pas à s'atrophier, de sorte que bientôt il ne reste plus qu'une veine et 2 artères. Les auteurs disent que cette vésicule croît très rapidement, de manière qu'elle se trouverait en peu de temps en contact avec la face interne du feuillet externe du blastoderme. Quoi qu'il en soit, cette vésicule allantoïde portant avec elle les vaisseaux communs touche le chorion, et les extrémités terminales des vaisseaux s'emmanchent, pour ainsi dire, dans les villosités choriales qui sont canaliculées et faites en forme de gant. En même temps, il se forme du côté de la mère des vaisseaux dans la caduque inter-utéro-placentaire. Les vaisseaux qui ont reçu le nom d'*inter-utéro-placentaires* venant au-devant des villosités, s'enchevêtrent avec ceux qui parcourent ces organes et qui viennent du fœtus. Une matière amorphe réunit ces différents vaisseaux, et le tout forme le placenta. Chaque villosité constitue une touffe qui donne naissance à un *cotylédon*.

On voit donc que le cordon est composé d'une gaîne amniotique, du pédicule de la vésicule allantoïde, du pédicule de la vésicule ombilicale, des vaisseaux ombilicaux, de l'ouraque dans une petite étendue et d'une matière gélatineuse.

Quelques auteurs veulent que les vaisseaux maternels soient ouverts et que les villosités choriales pénètrent dedans ; d'autres, que les vaisseaux s'enchevêtrent les uns avec les autres : cette dernière opinion est la vraie.

Nous pouvons donc maintenant répondre à cette question : *d'où part le cordon ombilical* ? Est-ce de la mère pour aller à l'enfant ? est-ce de l'enfant pour aller à la mère ?

Pour nous qui l'avons vu se former, il n'y a plus de doute, c'est de l'enfant à la mère.

Rendu à ce point de développement, l'œuf est complet ; il ne s'agit plus que de son augmentation de poids.

CHAPITRE II

ÉTUDE DES ACCOUCHEMENTS.

Qu'est-ce qu'un accouchement ? C'est un des actes qui composent la grande fonction de reproduction de l'espèce. Mais la meilleure définition est celle-ci : c'est un acte fonctionnel qui consiste dans l'expulsion du fœtus et de ses annexes au terme de la gestation. On sait que ce terme exige 9 mois : 270 jours. Il est vrai qu'il y a des femmes qui accouchent un peu plus tôt, d'autres un peu plus tard ; mais la règle générale est celle que nous venons de donner.

Combien y a-t-il d'espèces d'accouchements ?

Un très grand nombre ; d'abord 3 grandes classes :

A. Accouchement naturel.

B. Accouchement spontané.

C. Accouchement artificiel.

A. Accouchement naturel.

On appelle accouchement naturel celui qui se fait par les seuls efforts de la nature, mais d'une manière telle qu'il ne pouvait pas ne pas se faire.

B. Accouchement spontané.

Celui qui se fait par les seuls efforts de la nature, mais qui n'est pas ordinaire. Ainsi, un enfant qui se présente par l'épaule, mais qui, à cause de sa petitesse, permet à l'accouchement de se terminer sans aucun secours, constitue un accouchement spontané, mais non naturel, parce que, ordinairement, les choses ne se passent pas ainsi.

C. Accouchement artificiel.

Il se fait par l'intervention de l'art.

Au point de vue de l'époque, il y a d'autres espèces d'accouchements, divisés en :

A. *Prématuré.*

B. *Précoce.*

C. *Tardif.*

D. *Retardé.*

Quelle différence y a-t-il entre l'accouchement prématuré et l'accouchement précoce ?

a. **Accouchement prématuré.** — L'accouchement prématuré se fait avant le terme, le produit de la gestation n'ayant pas atteint son volume normal. Avant 6 mois, ce n'est plus un accouchement prématuré, mais un avortement.

b. **Accouchement précoce.**—L'accouchement précoce est celui dans lequel le fœtus est mûr avant 9 mois et où l'accouchement se fait avant le terme.

Les accouchements tardifs et retardés présentent la même nuance, tous deux se font après terme : le fœtus reste plus de 9 mois dans la matrice.

c. **Accouchement tardif.** — Dans l'accouchement tardif, le fruit, après avoir dépassé le terme de la gestation, arrive au jour à peine complet.

d. **Accouchement retardé.** — L'accouchement retardé est celui qui se fait après terme, quoique le produit ait été parfaitement mûr à cette époque. Aussi, ces enfants sont-ils plus gros que les enfants ordinaires. On voit manifestement qu'ils ont continué à se développer pendant le retard qu'a subi l'accouchement.

En pratique, l'accouchement prématuré a de l'intérêt; il n'en est pas de même des autres.

Quelle est la cause de l'accouchement ? pourquoi se fait-il à 9 mois plutôt qu'à 8, à 7 ? à 10 ? à 11 ?

On s'imaginait autrefois que le fœtus était l'agent de son expulsion. On disait qu'il était gêné et qu'il faisait alors des efforts pour sortir.

Antoine Petit avait remarqué que dans les six premiers mois de la grossesse, c'était le fond et le corps de l'utérus qui se développaient ; que le col restait intact jusque dans les 3 derniers mois. Il en avait conclu qu'il y avait entre les fibres du fond et du col un antagonisme en vertu duquel elles cherchaient à agir l'une sur l'autre perpétuellement. En effet, le fond, en se contractant, pressait le fœtus sur le col, qui, ayant des fibres emmagasinées, lui résistait. Mais ces fibres s'épuisaient peu à peu, à 9 mois la résistance devenait impossible, et les fibres du fond et du corps ayant le dessus chassaient le produit.

Il y a une autre théorie. L'utérus est muni d'un sphincter, et comme dans tous les organes creux, il suffit de l'irriter pour que la contraction s'empare du corps de l'organe. Or, l'irritation viendrait du fœtus qui, après la disparition du col, s'appuierait sur l'orifice inférieur de l'organe, l'irriterait, et par ce moyen ferait contracter l'utérus. Mais cette théorie tombe devant les accouchements prématurés.

M. Velpeau, après avoir examiné toutes ces théories, dit : Le mieux est d'en revenir à l'opinion ancienne : *Quand le terme de l'accouchement est arrivé, il se fait par la grâce de Dieu.*

On a dit : le fœtus est mûr ; ce n'est pas une explication.

Accouchement naturel.

Classification des présentations et des positions.

Jusqu'à Baudeloque, on n'avait pas de classification. — Cet auteur avait dit : « Il n'y a pas une seule partie fœtale qui ne puisse se présenter à l'orifice de l'utérus, il faut donc diviser le fœtus en régions ». Il avait fait 22 présentations auxquelles correspondaient autant de manœuvres.

Mme Lachapelle et plus tard Nœgele partirent d'un tout autre point de vue.

L'enfant peut se présenter de 3 façons :

A. *Par l'extrémité céphalique ;*

B. *Par l'extrémité pelvienne ;*

C. *Par l'épaule ou plutôt le tronc. (Plan latéral en travers.)*

Mais, avec cela, on ne peut faire des accouchements, car il y a des différences suivant que l'enfant présente l'extrémité céphalique fléchie ou défléchie. Aussi faut-il une subdivision ; la voici :

Présentation du sommet.

Présentation de la face ou défléchie.

La pratique fait voir encore que l'accouchement n'est pas le même, suivant que l'extrémité pelvienne se présente complète ou décomplétée.

Enfin la présentation du tronc se décompose en 2 nuances : car la pratique n'est pas la même suivant que le plan latéral gauche ou droit se présente. On a donc fait encore une subdivision :

Présentation du plan latéral droit ;

Présentation du plan latéral gauche.

Il peut cependant se faire que l'une de ces présentations, au lieu de se présenter franchement, soit inclinée. On dit alors que c'est une présentation inclinée, irrégulière, une variété de présentation.

Quatre variétés pour chacune des présentations indiquées ci-dessus.

Classification des présentations.

Pour le sommet. . . .
- frontale.
- occipitale.
- pariétale droite.
- pariétale gauche.

Pour la face. . . .
- frontale.
- mento-cervicale.
- malaire droite.
- malaire gauche.

Pour extrém. pelvienne (complète).
- antérieure.
- sacrée ou postérieure.
- iliaque droite.
- iliaque gauche.

On n'a pas admis de variétés pour l'extrémité pelvienne décomplétée. Il en faudrait trop, et elles seraient trop peu importantes.

Pour le tronc. . . . .
- cervicale (épaule, cou occupant le centre);
- cubitale (coude du fœtus) ;
- sternale (inclinée en avant) ;
- dorsale (inclinée en arrière).

Classification des positions.

Nous savons que l'on nomme position le rapport qui existe entre les parois fœtales et les diverses parties du bassin.

Voici comment on a fait pour les classer : on a divisé le bassin en 2 moitiés latérales : une gauche, une droite ; et, selon qu'un des points du fœtus *convenu d'avance* dans la présentation du sommet sera *à droite ou à gauche*, on dira que la position sera *droite* ou *gauche*. Ainsi, pour le sommet, le point de convention est l'occiput ; s'il se présente à droite, on dira : *position occipito-iliaque droite* ; s'il se présente à gauche, on dira : *position occipito-iliaque gauche.*

Peut-on faire des accouchements avec ces simples données ?

Non, car, selon que cette position occipito-iliaque sera antérieure ou postérieure, les règles changeront. On a donc subdivisé chacune de ces positions en :

Occipito-iliaque antérieure ;
Occipito-iliaque transversale ;
Occipito-iliaque postérieure.

Il y a encore d'autres positions qui sont très rarement primitives et qui résultent du travail ; on les nomme *directes* ou *consécutives.*

Ce sont :

Occipito-pubienne ;
Occipito-sacrée.

Avec ces données, on sait toutes les positions du fœtus, sauf celles de l'épaule que nous verrons dans un instant.

Dans la présentation de la face. — Pour avoir les positions de la face, il suffit de substituer au mot *occipito* celui de *mento* qui est le mot convenu.

Pour les positions de l'extrémité pelvienne complétée, il suffit également de substituer *sacro* au mot *occipito.*

Dans la présentation de l'extrémité pelvienne. — Pour l'extrémité pelvienne décomplétée, substituer *calcanéo* à *occipito.*

Dans les positions de l'épaule. — Pour les positions dans les présentations de l'épaule, il faut 2 points de repère : il est besoin de savoir où est la tête et où est le dos. Si on ne connaît qu'une seule de ces parties, on ne sait pas la position.

Combien y aura-t-il donc de positions ? Deux pour chaque épaule : une dans laquelle la tête sera à droite, une seconde dans laqu lle elle sera à gauche.

Ainsi :

Epaule droite. | *Céphalo-iliaque gauche* (dos en avant) ;
| *Céphalo-iliaque droite* (dos en arrière) ;

Epaule gauche. | *Céphalo-iliaque gauche* (dos en arrière) ;
| *Céphalo-iliaque droite* (dos en avant).

Pour retenir ces positions, il faut se placer, par la pensée, dans un bassin et se mettre dans l'attitude fœtale.

TABLEAU DES POSITIONS.

Deux positions pour chaque présentation.

Occipito-iliaque droite. | Occipito-iliaque antérieure.
| Occipito-iliaque transversale.
| Occipito-iliaque postérieure.

Occipito-iliaque gauche. | Occipito-iliaque antérieure.
| Occipito-iliaque transversale.
| Occipito-iliaque postérieure.

Occipito-pubienne.
Occipito sacrée.

Positions de l'épaule.

Epaule droite. | Céphalo iliaque gauche (dos en avant).
| Céphalo-iliaque droite (dos en arrière).

Epaule gauche. | Céphalo-iliaque gauche (dos en arrière).
| Céphalo-iliaque droite (dos en avant).

a. *Caractères de la présentation du sommet.*

Présentation ordinairement très facile à reconnaître, souvent même susceptible d'être d agnostiquée avant que l'orifice ne soit ouvert.

Ce qui distingue la tête, c'est d'abord la facilité avec laquelle on l'atteint. Quand on ne la perçoit pas du premier coup, il faut se défier, et être très circonspect sur le diagnostic.

C'est une tumeur très volumineuse, remplissant l'excavation, très distincte des parties de la mère, car elle a une dureté qui lui est propre. De plus, quand on introduit le doigt dans l'orifice et qu'on explore le plus de points possible, on ne constate nulle part d'anfractuosités ; la tumeur est égale partout. C'est un bon signe pour ne pas confondre la tête avec les fesses. Dans la présentation de ces dernières, on sent au milieu d'elles une raie qui n'existe nullement à la tête.

Ce qui distingue encore la tête, c'est la conscience, sous le doigt promené dans tous les sens, d'une suture ou d'une fontanelle. Il n'y a plus alors aucun doute.

J'ai dit que la présentation du sommet était en général facile à reconnaître. Mais il y a des exceptions, et quelquefois le diagnostic devient très difficile.

Cela arrive quand la tête reste très élevée, soit par vice de conformation du bassin, soit parce qu'un membre se présente avec elle, soit parce que son propre volume est très considérable.

Chez les primipares, on rencontre une autre difficulté ; la voici : quelquefois la partie fœtale est rendue presque à la vulve, on touche et on rencontre une tumeur inégale, dure, pâteuse, ne présentant nulle sensation de fontanelle, et, cependant, c'est la tête.

Cela vient de ce que le mécanisme de l'accouchement étant très lent, il se forme sur la tête du fœtus, dans un point qui échappe à la compression, une tumeur séro-sanguine. C'est cette tumeur augmentée du chevauchement des os qui dénature la tête à un point tel qu'il est très facile de la méconnaître.

Pour vaincre ces difficultés, il y a un moyen très simple. Il faut introduire deux ou trois doigts sur les côtés du bassin, dans les points où la tête n'a pu subir la compression ; et en explorant en tous sens, on rencontrera presque toujours les véritables caractères de la tête, et alors le diagnostic de la présentation n'offrira plus de chance d'erreur.

Il y a d'autres variétés de difficultés : telle est celle du diagnostic de la tête dans le cas d'hydrocéphalie. Heureusement que cette monstruosité est fort rare (environ 15 sur 30,000). Ce qui, dans ces cas, embarrasse le plus, c'est l'élévation de la partie qui, dans des touchers faits sans beaucoup de soin, a pu permettre de prendre les fontanelles et les sutures pour la poche des eaux. Eh bien ! quand on voit une tête qui ne s'engage pas dans le détroit supérieur, que le ventre est gros et qu'on sent des fontanelles larges, on est presque en droit de soupçonner l'hydrocéphalie.

b. *Caractères de la présentation de la face.*

Elle est rare (1 fois sur 2 ou 300 accouchements). Son diagnostic n'est pas très facile au début du travail. Cependant, la partie reste haute longtemps ; et quand on peut l'atteindre, on trouve une tumeur dont il faut toucher tous les points, l'étudier avec le plus grand soin et le plus délicatement possible.

On sent alors des inégalités dues aux différentes parties de la face. La sensation la plus nette est donnée par les narines. Quand on peut atteindre la bouche, c'est caractéristique à cause des bords alvéolaires. On dit qu'on peut constater les mouvements de la langue, et quelques accoucheurs prétendent même que l'enfant vous tette le doigt. On peut confondre, dit-on, la face avec l'extrémité pelvienne. On prétend même qu'on a pris la bouche pour l'anus, et réciproquement.

Il en est de même pour la vulve.

Nous n'avons pas besoin de faire remarquer combien il est facile de confondre la face et le sommet. En effet, si l'on n'a pu explorer qu'une partie et que cette partie se trouve être le front, on le confondra très aisément avec le sommet, dont il présente tous les caractères, et on diagnostiquera une fausse présentation.

Il y a des cas où la présentation de la face est si difficile à constater qu'on ne peut la diagnostiquer.

Ainsi, chez les primipares, quand l'enfant sort après un travail long et laborieux, il arrive quelquefois que non seulement on ne reconnaît pas la présentation avec le doigt, mais même avec les yeux, car les joues de l'enfant sont énormes, très tuméfiées et rapprochées à un point tel qu'on ne voit presque plus le nez ; les yeux ne paraissent plus, la bouche est fendue en long au lieu d'être en travers ; si l'on ajoute à cela l'enduit sébacé et les glaires sanguinolentes qui recouvrent le fœtus, on comprendra aisément la grande difficulté du diagnostic.

c. *Caractères de la présentation de l'extrémité pelvienne.*

1° *Extrémité pelvienne complète.* — Au toucher, beaucoup de peine à atteindre la partie fœtale : aussi, quand il ne donne rien, c'est souvent l'extrémité pelvienne qui se présente, sa conformation ne lui permettant pas de s'engager facilement.

Quand on peut atteindre la partie fœtale, on trouve 2 grosses tumeurs séparées par une échancrure. Mais il faut toucher avec soin et dans le plus de points possible. Dans le sillon qui sépare les 2 tumeurs, on rencontre une ouverture dans laquelle on ne peut introduire le doigt aussi facilement qu'on le dit, l'extrémité de la pulpe peut seule s'y engager. On sent alors dans cet anus un petit corps dur, saillant, résistant, pointu : c'est le sommet du coccyx.

Ce caractère est très important et ne permet pas de confondre la bouche avec l'anus.

En explorant avec soin les alentours du rectum, on peut rencontrer les parties génitales et présumer le sexe de l'enfant. Mais, comme la confusion est possible, il vaut mieux ne rien annoncer à la famille avant la fin du travail.

Malgré ces caractères, on se trompe presque toujours dans les premiers accouchements où l'on rencontre l'extrémité pelvienne. On ne reconnaît la présentation que par le méconium qui s'écoule. Cet écoulement est un signe excellent, car, comme on le sait, le méconium ne s'échappe dans aucune autre présentation, à moins que l'enfant ne soit souffrant, et alors il est moins pur et mêlé aux eaux.

Il y a des cas, et ils ne sont pas rares, où l'on sent les talons en même temps que le siège.

2° *Extrémité pelvienne décomplétée.* — *Présentation des pieds et des genoux.* — Au commencement du travail, il est très difficile de reconnaître les pieds ; on les confond avec les mains.

Comment faire pour les distinguer ? A travers les membranes, c'est très difficile. En effet, on ne trouve qu'un petit point, un appendice flottant, peu susceptible d'éclairer le diagnostic. Mais, une fois les membranes rompues, les choses deviennent un peu plus claires, sans cependant le devenir beaucoup. Car on peut encore facilement se tromper. Cependant, si l'on remarque que le pied est plus long que la main, que ses doigts le sont moins que ceux de cette dernière, qu'ils sont peu séparables et que le pouce n'est pas opposable aux autres, en outre que le pied ne se trouve pas dans l'axe du membre, mais qu'il fait un angle, que son talon est plus prononcé que celui de la main, on arrivera avec du soin à les distinguer l'un de l'autre.

Ce qu il y a de meilleur pour cette distinction, c'est de beaucoup toucher et de se mettre parfaitement dans les doigts la sensation qu'offre la partie. Du reste, quand on est embarrassé, et qu'on sent dans l'orifice ou dans le vagin un membre sans savoir lequel, il faut introduire 2 ou 3 doigts, déplisser le membre, l'amener à la vulve et le regarder. Cette manœuvre ne peut nuire en rien à la mère ni à l'enfant et présente une grande utilité, surtout pour diagnostiquer certaines parties faciles à confondre, telles que le genou et le coude.

Il arrive parfois que les extrémités inférieures de l'enfant sont tellement tuméfiées quand il se présente par les pieds, qu'on serait tenté de le croire mort ; et comme il pourrait bien se faire qu'il le fût en effet, il faut, pour le savoir de suite, lui chatouiller la plante des pieds, car, s'il est vivant, on lui voit aussitôt remuer les orteils.

Ce que nous venons de dire des pieds, s'applique également aux genoux.

d. *Caractères de la présentation de l'épaule.*

Dans le principe, le diagnostic ne peut que se soupçonner. A une période plus avancée, les caractères sont les suivants :

1° Élévation de la partie.

2° Quelque chose de caractéristique dans la poche des eaux : elle est très volumineuse, très tendue. Cela est dû à la communication facile qui existe entre le liquide qui la remplit et le reste du liquide amniotique.

3° Pas de parties fœtales.

4° Le ventre, disent les auteurs, est plus développé en largeur qu'en hauteur. Cela n'est pas toujours exact. On voit des ventres de forme ordinaire présenter cette disposition.

5° *Caractère essentiel.* — Petite tumeur présentant un sillon limité d'une part par un petit cylindre (bras) et de l'autre par un corps volumineux (tronc). Ce sillon laisse le doigt libre d'un côté et l'arrête de l'autre (creux axillaire) ; seulement, il faut se défier de prendre le pli du coude pour le creux axillaire.

6° Sensation sous le doigt des côtes et des espaces intercostaux.

7° La présence de la clavicule et de l'omoplate est très difficile à constater. Les 2 caractères essentiels sont le sillon et les côtes. Quand l'accouchement est plus avancé et qu'une main sort de la vulve, on peut, en voyant la malade à distance, dire si c'est une présentation de l'épaule et le nom de l'épaule. Il est vrai qu'on peut se tromper, car nous savons qu'il arrive quelquefois que la main accompagne la tête ; mais cela est rare et ne serait nullement nuisible en supposant une erreur de diagnostic. Il est donc naturel et sage de penser de suite à l'épaule. Mais il y a deux épaules ; laquelle est-ce ?

Ce problème est très facile à résoudre ; pour cela, il faut tourner en haut la face palmaire de la main de l'enfant, et l'épaule est toujours homonyme de la cuisse du côté de laquelle le pouce est tourné.

Dans les cas où l'on doute, on ira chercher la partie et on la tirera en dehors. Ce moyen, comme je l'ai dit plus haut, ne présente aucune gravité ; mais il n'est applicable que quand le col est complètement dilaté et les membranes rompues.

DIAGNOSTIC DES POSITIONS.

Diagnostiquer les positions, c'est dire comment est placée dans le bassin la partie fœtale qui se présente, et, possédant cette donnée, c'est connaître la position de tout le fœtus dans le ventre de sa mère.

A. Sommet.

Positions dans la présentation du sommet : Il faut savoir où est l'occiput. Mais, comme rien ne peut le faire reconnaître, on a pris une partie voisine reconnaissable: c'est la fontanelle postérieure. Il y a des cas où on ne peut la trouver. On a alors choisi la fontanelle antérieure, et l'on a le diagnostic de la position en suivant la direction de la suture sagittale, qui mène toujours à la fontanelle postérieure, que notre doigt puisse l'atteindre ou non.

B. *Positions dans la présentation de la face.*

Nous aurons, pour les déterminer, la position du menton ; mais il n'y a pas plus moyen de reconnaître le menton que l'occiput. On a pris alors un détour, et l'on a dit : Quand nous trouverons d'abord une grande étendue de parties fœtales, puis la bouche, puis une petite étendue, nous saurons alors où est le menton. Mais on a objecté que la bouche n'était pas toujours facile à atteindre, car elle se trouve quelquefois en arrière. On a alors convenu de prendre les narines qui, étant toujours dirigées du côté du menton, donnent facilement la position.

C. *Positions dans la présentation de l'extrémité pelvienne.*

Le point qui détermine la position est le sacrum. Il faut donc reconnaître d'abord la position du sacrum lui-même ; mais cela est très difficile et a forcé les accoucheurs à recourir à un moyen que voici : il faut toucher très délicatement l'entrée de l'anus avec la pulpe du doigt, l'enfoncer un peu, et l'on sent la pointe du coccyx. Eh bien ! la position du sacrum sera opposée au point du bassin dans lequel la pointe prolongée du coccyx irait s'engager. Les parties génitales peuvent aussi servir à reconnaître cette position, qui en général est moins difficile qu'elle ne le paraît tout d'abord.

D. *Positions dans la présentation des pieds.*

Quand ils se présentent avant d'être déployés, on ne sent pas les orteils, mais le talon ; et comme les 2 talons se ressemblent complètement, on ne peut connaître à quel pied on a affaire ; pour le savoir, il faut, quand on touche un pied et que l'on a reconnu le talon et le gros orteil, il faut, dis-je, placer ses pieds à soi dans la même position que celui de l'enfant. On reconnaîtra alors facilement au moyen du gros orteil, que l'on distingue très nettement des autres doigts chez l'enfant, que c'est celui de nos pieds qui est l'homonyme de celui de l'enfant ; du reste, cela est assez peu important.

E. *Positions dans la présentation de l'épaule.*

Nous avons vu qu'il ne fallait qu'un point pour diagnostiquer les positions des présentations que nous avons étudiées jusqu'ici. Il n'en est plus de même dans les positions de la présentation de l'épaule. En effet, quand on sait la position de la tête seule, on ne sait rien ; il en est de même pour celle du dos. Il faut, pour que cette position soit nettement établie, connaître 2 points :

1° *La position de la tête ;*
2° *La position du dos.*

1° *Comment s'y prendre pour reconnaître la position de la tête ?*

Ce n'est pas bien difficile. On peut même la reconnaître à travers les parois abdominales. Mais la règle ordinaire est de chercher le creux de l'aisselle. Du côté où le doigt sera arrêté, sera la tête.

2° *Pour le dos, c'est très difficile.*

Les auteurs indiquent la présence de la clavicule et de l'omoplate. Ces moyens, très bons en théorie, sont presque impossibles en pratique. Le meilleur est celui-ci :

On laisse le doigt en contact avec le creux axillaire, et l'on touche des deux côtés. Celui où l'on trouvera quelque chose de plat (omoplate) et pas d'espaces intercostaux, sera le dos.

3° *Il y a un 3e élément, c'est la connaissance du nom de l'épaule.*

Nous avons donné plus haut, lors de l'étude des présentations, les moyens propres à faire reconnaître l'épaule droite de la gauche.

Il est des cas où le diagnostic est plus facile. Il suffit même quelquefois, pour l'établir, de regarder la femme. Ces cas sont ceux dans lesquels le bras pend à l'extérieur sans avoir subi de torsion ; alors, la face dorsale de la main est tournée du côté du dos, et le pouce du côté de la tête. Mais si le bras est tordu, ces différents rapports n'existent plus, et ne peuvent servir en rien au diagnostic.

2***

On voit donc que le diagnostic complet de l'épaule exige les trois connaissances suivantes :

1° *Le nom de l'épaule ;*

2° *La position de la tête ;*

3° *La position du dos.*

Cependant, M. Pajot démontre que deux suffisent, la 3° étant une conséquence des 2 autres.

Pour le bien faire comprendre, nous allons prendre un exemple. Supposons que la position de l'épaule et de la tête nous soit connue ; je dis que, par cela seul, celle du dos l'est aussi. En effet, mettons-nous, par la pensée, dans la même position que le fœtus. Si donc nous avons la tête à droite du bassin de la femme, et si notre épaule gauche s'engage, nous aurons évidemment le dos en avant. Il en sera de même du fœtus. Nous pourrions multiplier les exemples ; mais celui-là suffit pour montrer la vérité de cette proposition :

La connaissance de deux points suffit pour diagnostiquer les positions dans la présentation de l'épaule, le troisième point n'étant qu'une conséquence des deux premiers.

Accouchement.

Il y a deux espèces de phénomènes dans l'accouchement : phénomènes physiologiques et phénomènes mécaniques.

Il est bien entendu que nous ne parlons ici que de l'accouchement spontané.

A. *Phénomènes physiologiques.*

Les phénomènes physiologiques sont :

1° La contraction ;

2° La douleur, compagne de la contraction ;

3° La dilatation de l'orifice de la matrice ;

4° La formation de la poche des eaux ;

5° La rupture de cette poche et la sécrétion de glaires sanguinolentes.

Examinons ces phénomènes.

1° *Contraction.* — Nous savons que pendant la grossesse le tissu de l'utérus change pour ainsi dire de nature, qu'il abandonne son apparence fibreuse pour prendre le caractère musculaire).

C'est la mise en jeu de cette nouvelle propriété qui occasionne la contraction.

Cette contraction utérine a pour caractères :

1° D'être *intermittente* (elle s'opère toutes les 3, 4, 5 minutes) ;

2° D'effectuer le durcissement de l'utérus ;

3° D'être accompagnée d'une douleur particulière appartenant spécialement à l'accouchement. Cette douleur elle-même a des caractères très distincts.

2° *Douleur.* — Elle a été divisée en 4 espèces, dont 2 pourraient être retranchées :

1° *Mouches*,
2° *Préparantes*, ⎫
3° *Expulsives*, ⎬ seules utiles.
4° *Concassantes*, ⎭

Les caractères communs à ces 4 douleurs sont les suivants :

1° Elles ne sont pas augmentées par la pression.

C'est un excellent caractère pour différencier le développement d'une maladie inflammatoire du ventre des douleurs internes ordinaires, pour ne pas confondre les douleurs utérines qui viennent après l'accouchement chez les multipares avec celles produites par le commencement d'une maladie interne.

2° *Elles font ceinture et poussent en bas.*

Elles s'étendent du nombril au périnée ou des reins à la vulve.

3° Peu après, elles troublent souvent les idées des femmes, surtout des primipares.

Désormeaux a dit que dans la période préparante la douleur est caractérisée par le cri d'un être qui souffre, et que, au contraire, dans la période expulsive, elle est caractérisée par des cris d'efforts. Aussi, un accoucheur habitué peut-il, sans voir la femme, reconnaître à ses cris si le travail est avancé.

Les mouches sont de petites douleurs qui précèdent le véritable travail.

Quant aux douleurs concassantes, ce sont celles qui accompagnent la tête à son passage dans la vulve. On dit qu'elles sont tellement vives qu'il semble que les os du bassin se rompent. Mais cela n'existe que chez les primipares, et encore est-ce beaucoup exagéré.

Quelle est la cause des douleurs ? Les uns ont dit que c'était la compression des nerfs de l'utérus; d'autres, la compression des nerfs du bassin; Mme Boivin, la dilatation de l'orifice inférieur de l'utérus; mais quand on observe avec soin, on voit manifestement que la douleur n'est pas une, qu'il y en a plusieurs venant de sources différentes.

Il semble que la 1re partie de la douleur réside dans la dilatation de l'orifice interne de l'utérus, puisqu'elle change de caractères, qu'elle en acquiert de nouveaux dans la dilatation du vagin et de la vulve. Chez les multipares, la douleur vaginale et vulvaire est en général assez faible. Ces parties ramollies cèdent avec la plus grande facilité.

III. *Dilatation de l'orifice de la matrice.* — On entend par dilatation de l'orifice de la matrice les phénomènes par lesquels cet orifice va passer pour laisser sortir la tête du fœtus.

Comment se fait cette dilatation ? Il y a plusieurs agents :

1º Par-dessus tout, la contraction de l'organe;

2º Comme adjuvant, l'engagement de la partie inférieure des membranes;

3º La pression exercée par les parties fœtales sur l'orifice déjà en partie ouvert.

Cette dernière force de dilatation varie suivant les présentations : celle de la tête est de beaucoup la plus favorable.

1º *Contraction utérine.* — Elle dilate l'orifice et peut même à elle seule amener cette dilatation.

La preuve en est dans les vices de conformation du bassin, où la tête reste au détroit supérieur et n'appuie pas sur l'orifice de l'utérus. Malgré la distance qui existe entre la partie fœtale et cet orifice, on voit la dilatation se faire sous l'influence des contractions utérines.

Ajoutons que, dans ces cas, le phénomène est plus lent, plus pénible que lorsque les 2 autres causes s'y joignent.

Comment agissent les contractions utérines pour amener cette dilatation ?

Les fibres de l'orifice et celles du corps sont en lutte perpétuelle. Les fibres du corps, par leurs tractions divergentes, tendent à dilater cet orifice; celles du col par leur contractilité résistent, et l'orifice reste fermé jusqu'à ce que, épuisées, vaincues, pour ainsi dire, par le nombre, elles soient obligées de céder. C'est alors que la dilatation commence.

Le 1er tiers de la dilatation de l'orifice demande deux fois plus de temps que les 2 autres tiers.

Cela est très important à savoir dans la pratique.

On voit donc que si la dilatation entière a mis 6 heures à s'accomplir, le 1er tiers, c'est-à-dire une dilatation large comme une pièce de 5 francs, a exigé 4 heures.

Cela se comprend : au début du travail, les contractions sont lentes et toujours en lutte avec la contractilité de l'orifice; la poche des eaux, les parties fœtales ne sont pas encore venues à leur secours; mais, une fois la dilatation commencée, les divers agents agissent, les résistances cessent et l'orifice ne tarde pas à s'ouvrir largement.

Comment agissent les parties fœtales, la poche des eaux ?

A peu près comme un coin.

Combien faut-il de temps pour que l'accouchement soit terminé ?

Généralement, la période de dilatation est à la période d'expulsion comme 3 est à 1. Mais il y a des cas où il faut 9, 10 et même 72 heures pour la dilatation, et 30 minutes, une 1/2 heure pour l'expulsion.

STATISTIQUE DU TEMPS EMPLOYÉ POUR LA DILATATION DE L'ORIFICE.

	Chez : 167	il a fallu 2 heures.
—	335 —	de 2 à 3 —
—	163 —	6-10 —
—	113 —	10-14 —
—	71 —	14-18 —
—	32 —	18-22 —
—	36 —	22-26 —
—	23 —	26-30 —
—	8 —	38 —
—	9 —	40 —
—	1 —	105 —

Sur 958 femmes.

Les 4 premières catégories renferment la grande majorité des femmes et donnent la règle.

Il faut donc pour la dilatation de 2 à 15 h. Cependant, on le voit par le tableau ci-dessus, il y a encore d'assez fortes exceptions. Il ne faut donc pas s'effrayer quand le travail dure plus qu'à l'habitude.

<table>
<tr><td rowspan="6">Sur 2339 femmes.</td><td>1476 sont accouchées de 1 h.</td><td>à 6</td></tr>
<tr><td>719 —</td><td>7 — 10</td></tr>
<tr><td>124 —</td><td>12 — 24</td></tr>
<tr><td>15 —</td><td>24 — 36</td></tr>
<tr><td>4 —</td><td>36 — 48</td></tr>
<tr><td>1 —</td><td>48 -- 62</td></tr>
</table>

Il résulte de ce tableau que sur 2339 femmes, à l'exception de 20, toutes les autres ont accouché en moins de vingt-quatre heures.

Comment doit-on s'y prendre pour reconnaître la dilatation du col ?

Toutes les fois qu'on veut explorer le col chez une femme au début du travail, il faut porter très fortement le doigt tout à fait en arrière, et souvent on ne peut en sentir que la demi-circonférence inférieure.

Cet orifice présente des bords minces comme 2 ou 3 feuilles de papier superposées ; il semble qu'il soit fait en une peau souple, très élastique et très humide.

Dans un travail plus avancé, lorsque la tête est au détroit supérieur, cet orifice se présente en avant comme un bourrelet quelquefois plus gros que le pouce, d'un aspect vineux et fongueux : ce bourrelet est la lèvre antérieure de l'orifice. Si l'on suit avec le doigt la circonférence de cet orifice, on le trouve encore mince en arrière. Cette différence vient de ce que la lèvre antérieure est comprimée par la tête sur le pubis : de là, son engorgement, sa tuméfaction.

Lorsque la tête arrive à la vulve, comment se comporte l'orifice ?

Les jeunes accoucheurs craignent quelquefois, en appliquant le forceps, de déchirer l'orifice ; et pour éviter ce malheur, ils le cherchent avec la main. Cette manœuvre est inutile, car cet orifice est trop haut pour être senti par le doigt et à plus forte raison pour être blessé par le forceps. Il faut donc aller sans crainte.

Il résulte de ce que nous avons exposé plus haut que l'orifice peut être senti dans deux parties du travail et avec des caractères différents : 1° au début ; 2° au milieu à peu près. A la fin du travail, il est trop haut, on ne peut l'atteindre avec le doigt.

IV. *Formation de la poche des eaux.*

On entend par poche des eaux une hernie que font les membranes à travers l'orifice de l'utérus déjà suffisamment dilaté.

Voici comment cette poche se produit : l'orifice de l'utérus ne peut pas se dilater sans que le diamètre longitudinal de l'organe diminue : or, à mesure que la dilatation va se faire dans l'orifice, la portion inférieure de l'œuf sera mise à nu, et le liquide, pressé de toutes parts et tombant par son propre poids, s'y accumulera et formera une poche. On sent parfaitement dans cette poche les mouvements d'expansion à chaque contraction utérine.

La poche des eaux se présente sous des aspects très différents : plate, arrondie, hémisphérique, ovalaire, oblongue, allongée en boudin, plus ou moins volumineuse.

Ces différences sont utiles à connaître.

1° *Plate.* — Cela dépend de deux circonstances : 1° de ce que l'œuf contient très peu de liquide; 2° de ce que la partie fœtale qui se présente est telle que par sa forme et son volume elle bouche hermétiquement le détroit supérieur ; dans ce cas, la partie faisant bouchon, la contraction ne peut faire passer le liquide au-dessous de cette partie.

2° *Volumineuse* : très développée. Toutes les fois qu'on la rencontre telle, et en même temps très tendue et toujours tendue, il faut se tenir sur ses gardes. Si, avec ces caractères, on ne trouve pas de parties fœtales, ce qui est ordinaire, on a beaucoup de chances pour que la présentation soit mauvaise. L'explication de ce phénomène est facile : en effet, quand une partie, telle que l'épaule, par exemple, se présente, elle est si mal faite, qu'elle ne peut faire qu'imparfaitement bouchon. Alors le détroit supérieur n'étant pas obstrué, le liquide arrive de tous côtés dans la poche des eaux. La petitesse du fœtus est une condition favorable pour une mauvaise position et pour une poche des eaux très volumineuse.

3° *Ovalaire ; oblongue.* Peu importantes ; elles prendraient, dit-on, la forme de l'extrémité pelvienne et ne se formeraient par conséquent que dans cette présentation.

4° *En boudin.* Les anciens accoucheurs étaient très effrayés de cette forme et croyaient qu'elle était due à un membre engagé dans la poche des eaux. Il peut en être ainsi dans certains cas, mais, dans l'immense majorité, cela est faux.

Cette forme est due à l'élasticité des membranes qui se moulent sur les parois du vagin.

V. *Rupture de la poche des eaux.*

Il faut, pour que l'accouchement se fasse, que la poche des eaux soit rompue, car il serait impossible qu'un œuf aussi volumineux que l'œuf humain pût sortir en entier soit par l'orifice de l'utérus, soit par le vagin.

Il faut qu'il s'en aille par parties. Cependant, on a vu des femmes accoucher vers le 7e ou 8e mois de leur grossesse d'un œuf complet. On comprend que, dans ces cas, très rares du reste, il faut que l'enfant soit très petit.

Dans les accouchements, on ne saurait extraire l'œuf en entier sans un grand danger pour la femme, car l'utérus perd son ressort et une hémorrhagie foudroyante enlève bientôt l'accouchée.

La nature, toujours prévoyante, n'a pas voulu permettre de tels malheurs : aussi la voyons-nous agir avec mesure et laisser à l'utérus le temps de se rétracter entre chaque période de l'accouchement. D'abord, les membranes se rompent pour laisser sortir le liquide, puis elles reviennent sur elles-mêmes, et la rétraction de l'utérus commence une ou deux heures après, l'accouchement se fait, la rétraction de l'utérus continue, et un peu plus tard sort le placenta.

Voici comment se rompt la poche des eaux :

Tant que l'orifice n'est pas dilaté, les membranes appuient sur l'utérus comme sur une doublure ; mais, à mesure que le travail avance, le col se dilate, et bientôt les membranes ne sont plus soutenues ; alors les contractions utérines, les prenant de toutes parts, excepté dans la partie correspondante à l'orifice, le liquide, fortement poussé vers ce point resté sans appui, ne tarde pas à faire une déchirure.

On voit donc que c'est quand l'orifice est complètement dilaté que les membranes se rompent ; cependant on voit des femmes chez qui cette rupture se fait avant que le travail ne soit commencé, c'est en général une mauvaise chose. On observe également l'inverse : ce sont des femmes chez qui les membranes se rompent très tard. On les voit arriver jusqu'à la vulve, la tête du fœtus les pousse en avant et sort comme avec une coiffe.

La rupture se fait quelquefois avec bruit, le plus souvent en silence, avec écoulement du liquide.

Une fois les membranes rompues, une partie du liquide s'écoule, il ne sort que ce qui se trouvait dans la poche des eaux, car la partie fœtale bouche le détroit supérieur et empêche le reste de s'échapper. Dans la présentation de l'épaule, presque toujours tout le liquide s'enfuit, car le bouchon, si je puis m'exprimer ainsi, est incomplet. Cet écoulement n'est pas un des moindres inconvénients de cette présentation vicieuse.

VI. *Sécrétion des glaires sanguinolentes.*

Si l'on examine les linges mis au-dessous des femmes qui accouchent, on voit sur eux des paquets glaireux qui ressemblent à du blanc d'œuf. Bientôt, ces glaires apparaissent tachées de stries de sang ; on dit alors dans le monde que la femme marque: c'est-à-dire que l'accouchement est sur le point de se faire ; souvent, cela arrive en effet, car ces stries sanguines sont dues aux déchirures du col par la tête, lors de son passage dans cet orifice.

Cependant bien des femmes marquent longtemps avant.

D'où viennent ces glaires ?

Les anciens disaient que c'était la partie la plus grasse du liquide amniotique qui transsudait à travers les membranes. Aujourd'hui il est reconnu que c'est une sécrétion des glandules de l'utérus et du col.

Il y a des femmes qui accouchent sans que cette sécrétion se fasse. On dit alors qu'elles accouchent à sec ; cela est rare.

B. Mécanisme de l'accouchement.

Afin d'éviter les longueurs et de présenter aussi clairement que possible ce mécanisme, nous allons l'étudier dans un type (la présentation du sommet) ; et une fois ce type bien connu, le mécanisme des autres présentations le sera également.

On a reconnu 5 temps dans le sommet. Comme on le pense bien, ce n'est pas la nature qui a ainsi divisé l'accouchement ; ces temps ont été établis par les accoucheurs et représentent le résultat de l'analyse de l'accouchement. Ces mouvements sont mécaniques et non pas actifs, comme le pensaient les anciens ; ce qui le prouve, c'est que le fœtus mort les exécute aussi bien que le fœtus vivant.

Voici ces temps :

1er *temps* : Temps de flexion.

2e *temps* : Temps d'engagement (de descente, de progression).

3e *temps* : Temps de rotation interne de la tête (très important).

4e *temps* : Temps d'extension, de dégagement, de déflexion.

5e *temps* : Temps de rotation interne des épaules et externe de la tête (autrefois, temps de restitution).

Nous étudierons chaque temps en nous posant 3 questions :

1° *En quoi consiste ce temps ?*

2° *Quelles sont les causes qui l'amènent ?*

3° *Quels sont les résultats de ce temps pour l'accouchement ?*

PRÉSENTATION DU SOMMET.

1er *Temps , temps de flexion.*

a. *En quoi consiste ce temps ?*

Il consiste à amener le menton sur la poitrine ; il s'opère au moment où le travail va commencer.

b. *Quelles sont les causes de ce temps ?*

Elles sont multiples :

1° Les contractions utérines qui pressent le fœtus dans tous les sens, excepté dans celui qui correspond au détroit supérieur. Or, la tête du fœtus à terme présente des diamètres aussi considérables que ceux de ce détroit ; il s'ensuit que lors de son passage il y a frottement, résistance, et par conséquent un moment d'arrêt ; mais comme les contractions utérines continuent à la pousser, elle est obligée de se fléchir.

Pourquoi cette flexion se fait-elle en avant ? Pour deux raisons :

1° Parce que, avant le début du travail, la flexion est déjà commencée ; elle ne fait donc que se continuer.

2° Parce que le trou occipital est plus rapproché de l'occiput que de la face. La tête agit sur la colonne vertébrale comme un levier du 1er genre, et bascule du côté du bras le plus long.

La flexion en arrière est donc exceptionnelle et due à des causes spéciales.

c. *Résultats de ce temps pour l'accouchement.*

Il y en a 2 :

1° Fixer solidement la tête.

2° Substituer le diamètre occipito-bregmatique qui a 9 à 10 centimètres, au diamètre occipito-frontal qui en a 11 ou 12. Ce qui revient à dire que le 2e résultat de ce temps est la substitution d'un diamètre plus favorable à un qui l'est moins.

Ce temps n'est pas excessivement important. Il ne s'accomplirait pas que l'accouchement se ferait tout de même.

2e *Temps : temps d'engagement.*

a. *En quoi consiste ce temps ?*

Il consiste dans la marche de la tête à travers le canal qu'elle doit parcourir, c'est-à-dire entre le détroit supérieur et les parties externes.

b. *Quelles sont ses causes ?*

Ce sont :

1° Le rapport convenable entre le volume de la tête et la cavité du bassin ;

2° L'état de lubréfaction des parties ;

3° Les contractions utérines.

c. *Résultats de ce temps pour l'accouchement.*

Amener le fœtus à la vulve.

3e *Temps: de rotation interne de la tête.*

a. *En quoi consiste ce temps ?*

C'est un mouvement qui consiste à ramener l'occiput, de quelque point qu'il soit au début, derrière la symphyse du pubis ; par anomalie, il peut se faire que l'occiput aille se rendre dans la concavité du sacrum ; mais ce n'est pas la règle.

b *Quelles sont les causes de ce temps ?*

Les anciens et Baudeloque croyaient que les causes étaient la disposition des plans inclinés du bassin. Si, dans le principe, l'occiput se trouvait sur l'un des plans antérieurs, il venait derrière la symphyse du pubis ; si, au contraire, il se trouvait sur un des plans postérieurs, il allait dans la concavité du sacrum. Mais cela est complètement faux ; ce qui le prouve, c'est que l'occiput, lors même qu'il est sur un des plans postérieurs, revient toujours en avant derrière la symphyse. C'est là la règle ; l'exception existe, mais elle est rare.

M. Dubois a étudié cette question avec beaucoup de soin. Sur une femme morte à la Maternité, il fit fendre l'utérus, placer un fœtus dedans, et pousser par des aides pour imiter les contractions. Il vit alors que le fœtus exécutait son mouvement de rotation comme s'il eût été vivant, ainsi que la mère. Après avoir répété plusieurs fois l'expérience, tout à coup le résultat ne se reproduisit plus le même ; il prit alors un fœtus plus gros, et la rotation se produisit de nouveau, pour cesser bientôt et recommencer avec un plus volumineux encore. Il en conclut qu'il n'y avait là qu'un phénomène mécanique dû à un ensemble de causes telles que la forme du fœtus, la lubréfaction des parties, la résistance des parois du canal (olive d'Hippocrate dans le goulot d'une bouteille, ne pouvant passer en travers, mais en long). C'est un véritable phénomène mécanique comparable à ce que Coste a observé dans la ponte des oiseaux. Cet observateur a vu des œufs de poule se présenter en travers à l'orifice externe du cloaque et ne pouvoir sortir à cause de cette position ; puis, après des mouvements de va-et-vient, une des extrémités de l'œuf venant à se présenter, aussitôt la ponte avait lieu. On voit que ce phénomène est tout à fait analogue à celui de l'accouchement. En effet, la tête ne peut passer dans un certain sens, elle en cherche un autre. Ce qui prouve que cela se fait bien ainsi, c'est de voir les petits fœtus ne pas exécuter ce mouvement et passer naturellement dans la position où ils se présentent.

c. *Résultats de ce temps pour l'accouchement.*

La tête se place dans la position la plus favorable au passage.

4ᵉ *Temps, temps de déflexion.*

a. *En quoi consiste ce temps ?*

Dans un mouvement qui écarte le menton de la poitrine et tend à ramener l'occiput sur le dos.

b. *Quelles sont les causes de ce temps ?*

L'occiput est derrière la symphyse du pubis ; les contractions continuant, il vient se placer sous l'arcade entre les 2 branches ischio-pubiennes. Le fœtus est alors fixé par la nuque, les épaules ne peuvent avancer, et, comme les contractions poussent toujours, elles agissent sur le seul point qui soit libre de se déplacer, c'est-à-dire sur le menton qui alors s'éloigne de la poitrine.

On voit que les causes de ce temps sont :

1° Arrêt de la nuque au pubis ;

2° Les contractions utérines se transmettant au menton.

c. *Résultat de ce temps pour l'accouchement.*

Dégagement définitif de la tête au moyen des diamètres sous-occipitaux.

Ces diamètres sont :

Sous-occipito-bregmatique.

Sous-occipito-frontal.

Sous-occipito-mentonnier.

Trachelo-sous-occipital.

5ᵉ *Temps : rotation des épaules.*

a. *En quoi consiste ce temps ?*

Si les contractions utérines continuent à agir dans le même sens, une fois la tête sortie, le grand diamètre se trouve transversal, c'est-à-dire qu'il rend le passage impossible. Alors, le fœtus exécute un mouvement de rotation qui porte l'occiput vers la cuisse de la femme (cuisse gauche si l'occiput était primitivement à gauche, cuisse droite s'il était à droite). Dans ce 5ᵉ temps, les épaules viennent donc se placer d'avant en arrière.

b. *Quelles sont les causes de ce temps ?*

Les mêmes que celles qui amènent le mouvement de rotation interne de la tête.

Les anciens accoucheurs croyaient que dans le 3ᵉ temps le mouvement de rotation interne de la tête n'était pas partagé par le tronc, que le cou était tordu. Ils pensaient que dans le 5ᵉ temps la tête reprenait sa position naturelle avec le tronc. Aussi l'appelaient-ils *temps de restitution;* cela est complètement faux.

c. *Résultat de ce temps pour l'accouchement.*

Ce sont les épaules qui éprouvent un mouvement de rotation ;

la tête est passive et ne tourne pas. On voit que les résultats de ce temps sont de placer les épaules dans un sens plus favorable qu'au commencement. Il existe un temps de restitution décrit par M. Gardy. C'est un petit temps surnuméraire qui, quand il existe, consiste dans la distorsion du cou. Une fois les épaules dehors, le reste sort tout seul.

MOYENS DE RECONNAITRE CES DIVERS TEMPS, CES DIVERS PHÉNOMÈNES.

1er *temps*. — Au début de l'accouchement, le mouvement de la tête n'est pas fait, on touche et on trouve la fontanelle antérieure ; 2 ou 3 heures après, le travail marchant, on retouche et on ne perçoit que la fontanelle postérieure ; le mouvement de flexion est alors accompli et prouvé par cette différence de toucher.

Toutes les fois qu'on trouvera la fontanelle postérieure, on pourra affirmer que le 1er temps est fait.

2e *temps*. — Quand on trouve facilement le fœtus, il est évident qu'il est engagé. C'est une affaire de plus ou de moins.

3e *temps*. — On constate que l'occiput est en arrière et à droite ; plus tard, qu'il est au milieu, dans un point transversal ; plus tard encore, qu'il est en avant : il est bien évident que la tête a subi un mouvement de rotation.

4e *temps*. — On le voit presque entièrement.

5e *temps*. — Il faut, avant le commencement du mouvement, porter le doigt au-dessus de la nuque pour constater la position mutuelle des épaules. Cette position est reconnue horizontale. Une fois le mouvement effectué, on voit les épaules se dégager l'une en bas, l'autre en haut : il est donc évident qu'elles ont tourné.

ANOMALIES.

Il y en a pour les 5 temps :

1er *temps*. — La flexion peut manquer sans nuire à l'accouchement, sauf exception. Ainsi, quand le fœtus sera très petit, l'anomalie sera sans importance ; mais si le fœtus est volumineux, et que ce mouvement de flexion ne s'accomplisse pas, il peut survenir des dangers.

2e *temps.* — Ce sont des anomalies d'heures. Chez certaines femmes, il faudra 20, 60 heures pour que l'engagement se fasse.

3e *temps.* — L'occiput peut aller dans la cavité du sacrum au lieu de se rendre sous les pubis. Dans ces cas, la tête sera bien plus longue à sortir.

Les anciens accoucheurs disaient : quand l'occiput est en avant, il n'a qu'à parcourir la symphyse pour être dehors ; quand au contraire il occupe le sacrum, il lui faut parcourir cet os, le coccyx, le périnée, espace beaucoup plus grand que la symphyse : il ne faut donc pas s'étonner s'il met plus de temps.

M. Dubois dit : quand une tige droite doit parcourir un trajet courbe inflexible, plus cette tige sera longue, plus elle passera difficilement. Or, lorsque l'occiput se loge dans la concavité du sacrum, la portion du fœtus comprise entre le sommet de la tête et les 1res vertèbres dorsales, c'est-à-dire le point correspondant où appuie le menton du fœtus, représente une tige droite et inflexible destinée à traverser la concavité du bassin qui n'est qu'un canal courbe. Dans ces cas, l'accouchement sera donc plus difficile et plus long. Quelquefois le mouvement de rotation est exagéré ; au lieu de s'arrêter sur la ligne médiane, il continue un peu de l'autre côté de sa position primitive.

4e *temps.* — Les anomalies de ce temps sont la conséquence de celles du 3e. Etudions l'une de ces anomalies. L'occiput est en arrière dans la concavité du sacrum ; comment va s'exécuter le dégagement de la tête ? Voici : il faut que l'occiput sorte le 1er : il parcourt donc la concavité du sacrum, puis le plancher du bassin, et, par un mouvement d'extension, la tête se dégage. Le point de centre du mouvement de cercle exécuté ici est la commissure du périnée, au lieu d'être sous l'arcade pubienne, comme quand l'occiput est en avant.

Ce sont les diamètres sous-occipitaux qui se dégagent successivement. Nous pouvons donc poser cette loi :

Dans les présentations du sommet, en quelque point que se trouve l'occiput, le dégagement se fera d'après les mêmes diamètres.

5e *Temps.* — Le mouvement de rotation pourrait ne pas s'exécuter, ou s'exécuter en sens inverse de l'état normal. Cette anomalie se remarque surtout dans les cas où le mouvement du 3e temps a été exagéré. Du reste, pas d'importance.

Présentation de la face.

C'est la plus rare.

5 *Temps* :

1ᵉʳ *temps* : Déflexion ou extension.
2ᵉ *temps* : Engagement.
3ᵉ *temps* : Rotation.
4º *temps* : Flexion.
5ᵉ *temps* : Rotation interne des épaules et externe de la tête.

1ᵉʳ *Temps : temps de déflexion.*

a. *En quoi consiste ce temps ?*
La tête est déjà défléchie, et ce 1ᵉʳ temps consiste dans l'exagération de ce mouvement ; il faut que l'occiput aille sur le dos.
b. *Quelles sont les causes de ce temps ?*
Contractions utérines.
Arrêt de la tête au détroit supérieur.
Déflexion au lieu de flexion, parce que le premier mouvement est déjà commencé.
c. *Résultats de ce temps pour l'accouchement.*
1º Fixer la tête sur le tronc.
2º Substitution d'un diamètre plus petit à un autre plus grand. Aussi, au moment d'entrer dans le bassin, c'est le mento-bregmatique qui se présente ; puis, à mesure que la tête se défléchit, c'est un diamètre très voisin du sous-mento–frontal qui vient se présenter ; il y a donc avantage.

2ᵉ *Temps : temps d'engagement.*

a. *En quoi consiste ce temps ?*
Si le menton occupe la partie antérieure du bassin, l'engagement se fait bien ; si le menton occupe la moitié postérieure et surtout la concavité du sacrum, l'engagement se fera bien dans le début et plus tard l'accouchement deviendra impossible.
En effet, quand le menton est en arrière, pour qu'il sorte le

1er à la commissure postérieure de la vulve, il faudra, à cause de la grandeur de la paroi postérieure du bassin, que la tête et la poitrine s'engagent à la fois. Or, sur un fœtus à terme, dans un bassin bien conformé, cela est impossible.

b. c. *Causes de ce temps ; ses résultats pour l'accouchement.*
Comme au sommet.

3e *Temps : temps de rotation interne.*

a. *En quoi consiste ce temps ?*
A ramener toujours le menton derrière la symphyse du pubis.
b. c. *Causes de ce temps ; ses résultats pour l'accouchement.*
Sont les mêmes que pour le sommet. Seulement, les exceptions de cette rotation en avant sont excessivement rares.

4e *Temps : temps de flexion.*

Le menton est arrivé derrière la symphyse du pubis ; les contractions continuent de pousser, le menton trouve une échancrure et s'y engage ; les épaules sont alors arrêtées, et les contractions, pressant toujours, agissent sur le seul point mobile qui est l'occiput, et la tête se fléchit en avant.

Ce dégagement est-il possible? Pour répondre à cette question, posons-nous-en une autre : Quels sont les diamètres? Les voici :
Trachelo-frontal ;
Sous-mento-bregmatique ;
Sous-mento-occipital ;
Sous-mento-sous-occipital.
Nous pouvons donc répondre affirmativement à la 1re question ; car jamais les deux extrémités du diamètre occipito-mentonnier ne sortent à la fois.

5e *temps :* Inutile d'en parler ; car, une fois la tête sortie, il n'y a plus ni présentation de la face, ni du sommet ; seulement présentation de la tête, le mouvement se passe dans les épaules.

ANOMALIES.

Le premier temps peut manquer.
Les anomalies du 2e temps sont des questions d'heures.

Le 3ᵉ temps exige de plus longs développements.

Le menton, avons-nous dit plus haut, va toujours derrière la symphyse du pubis ; cependant il peut arriver qu'il reste en arrière si les contractions viennent à cesser. Dans ce cas, l'accouchement peut-il se faire ? On prétend qu'il est quelquefois possible.

Trois explications sont en présence pour rendre compte de ce fait.

La 1ʳᵉ est de M. *Velpeau*. Cet auteur pense qu'il peut se faire une substitution d'une présentation du sommet à celle de la face. Mais cela est impossible, car la tige occipito-mentonnière, qui a 13 centimètres 1/2, ne peut basculer dans un canal qui n'en a que 11.

M. *Cazeaux* a cherché une autre explication. Il pense que le menton s'engage dans le trou sciatique, ce qui rendrait le diamètre occipito-mentonner moindre qu'auparavant ; alors, il pourrait exécuter un mouvement de bascule.

M. *Dubois* croit que le menton, au lieu de passer par le trou sciatique, vient se loger au-dessous du ligament sciatique ; le périnée alors se distend et l'autre extrémité du diamètre occipito-mentonnier peut basculer.

Pour le 4ᵉ temps, nous avons peu à dire : si le menton était en arrière, comment pourrait-il se faire ? Il faudrait de toute nécessité que l'occiput s'engageât le 1ᵉʳ à la commissure inférieure de la vulve, aussi le dégagement se fera par un mouvement de flexion.

Pour le 5ᵉ temps, rien à dire ; c'est comme pour le sommet.

Résumé et parallèle.

Il n'y a que deux temps de transposés, le 1ᵉʳ et le 4ᵉ. Le 1ᵉʳ du sommet est le 4ᵉ de la face, et réciproquement.

Présentation pelvienne.

Il y a 5 temps.
1ᵉʳ *temps :* Amoindrissement des parties.
2ᵉ *temps :* Engagement.
3ᵉ *temps :* Rotation interne.
4ᵉ *temps :* Dégagement.
5ᵉ *temps :* Rotation interne de la tête et externe des épaules.

1er *Temps : amoindrissement des parties.*

a. *En quoi consiste ce temps ?*
L'extrémité pelvienne est en apparence plus volumineuse que la tête, ce qui tient aux vides qu'elle contient ; en réalité, elle est plus petite. Mais cette apparence amène les mêmes résultats que la réalité.

Enfin, les parties s'engagent difficilement : aussi, dans le début, l'accoucheur ne sent-il rien par le toucher, car ces parties sont retenues au détroit supérieur. Cependant, pressées par les contractions utérines, elles se tassent, pour ainsi dire, diminuent leur volume et finissent par s'engager.

Les causes et les résultats de ce temps ont, comme on le voit, la plus grande analogie avec le 1er temps de la présentation du sommet et de la présentation de la face.

2e *Temps : engagement.*

Rien à dire.

3e *Temps : rotation interne.*

Le grand diamètre de l'extrémité pelvienne est le bis-iliaque ; celui du bassin et de la vulve est antéro-postérieur ; il était nécessaire que ce diamètre bis-iliaque se mît dans le sens de ceux du bassin et de la vulve, c'est-à-dire une hanche avant, une autre en arrière. C'est ce qui arrive en effet. Les causes sont comme pour le sommet.

Les résultats sont évidents.

4e *Temps : dégagement.*

La hanche antérieure se présente la 1re sous l'arcade pubienne ; mais c'est la postérieure, c'est-à-dire celle qui se montre en second, qui sortira la 1re.

Cela a lieu chez les femmes qui n'ont pas eu beaucoup d'enfants, car, chez les autres, tout sort presque en même temps.

La hanche postérieure exécute un mouvement de rotation dont

le centre se trouve à la hanche antérieure, au-devant des pubis, l'anus dirigé en haut.

Le dégagement se continue ainsi jusqu'à la tête, sans difficulté généralement, et les bras sortent appliqués sur les parties latérales de la face, mais à une condition, c'est qu'on ne tirera bas sur l'extrémité pelvienne, car alors la tête se défléchit et les bras se redressent de chaque côté de la tête. Plus on tirera, plus le dégagement sera impossible.

5ᵉ *temps*. Tout 's'est dégagé jusqu'au cou ; la tête est en travers ; il survient alors un mouvement de rotation interne de la tête et externe des épaules. Le reste est comme dans le sommet, sauf que l'occiput est en dedans au lieu d'être en dehors.

L'occiput, comme on le voit, vient toujours sous le pubis ; ce sont encore les sous-occipitaux qui mesurent le dégagement de la tête dans l'extrémité pelvienne.

ANOMALIES.

Celle du 5ᵉ temps seule mérite d'être étudiée. C'est quand l'occiput, au lieu de se rendre sous les pubis, va se fixer dans la concavité du sacrum et qu'il y reste. Dans ce cas, le dégagement peut-il se faire? Oui, et de deux manières :

1° *La tête étant fléchie ;*

2° *La tête étant défléchie.*

1° *La tête est fléchie.* — Elle se dégagera par un mouvement qui portera fortement le tronc du fœtus en arrière. Les diamètres qui mesureront le dégagement sont : le sous-occipito-mentonnier ; le sous-occipito-frontal ; le sous-occipito-bregmatique.

2° *La tête est défléchie.* — Menton en l'air, occiput en bas. Le dégagement se fera en relevant le ventre du fœtus sur le ventre de la mère. Les diamètres qui mesurent le dégagement sont : le trachelo-sous-occipital, le trachelo-occipital, le trachelo-bregmatique, le trachelo-frontal.

Présentations de l'épaule.

En voir plus loin la description. — Dystocie. — Accidents du côté du fœtus, page 154.

CAUSES, FRÉQUENCE, PRONOSTIC DE LA PRÉSENTATION DU SOMMET.

Causes : Les anciens croyaient que le fœtus était assis sur l'angle sacro-vertébral jusqu'à 7 mois, puisque, passé ce temps, il faisait la culbute en avant.

Il y a 3 opinions sérieuses :

1º Le fœtus se présente plus souvent par la tête, parce qu'elle est le point le plus volumineux, le plus lourd. Cette idée a été généralement adoptée.

2º M. *Jacquemier* croit qu'en outre de ce poids, il faut ajouter la nature du vase qui contient le fœtus, vase élastique, contractile, qui tend à mouler sur sa forme propre le corps qu'il contient. Or, la forme de l'utérus est conoïde et présente, par conséquent, une grosse et une petite extrémité : les parties fœtales les plus volumineuses, telles que l'extrémité pelvienne, à laquelle il faut ajouter le délivre, se logeront donc dans cette grosse extrémité, la tête dans la petite, c'est-à-dire en bas.

M. *Dubois* a fait un mémoire sur ce sujet. Il est impossible, dit-il, que la nature agisse ainsi par de purs moyens mécaniques, l'instinct du fœtus doit y être pour beaucoup. Il a alors entrepris des expériences :

1º Il a démontré que certains animaux avaient assez d'instinct pour aider à briser la coque de l'œuf qui les renferme ;

2º Que le fœtus, à peine né, a assez d'instinct pour opérer la succion du mamelon, phénomène assez compliqué ;

3º Que des fœtus placés horizontalement sur l'eau d'une cuve n'atteignaient presque jamais, lorsqu'on les lâchait, le fond de la cuve la tête la 1ʳᵉ, par conséquent ce n'était pas un lest ;

4º Que les petits des mammifères se présentent par la tête, quoique la partie la plus déclive ne se trouve pas à l'ouverture, qui est placée bien plus haut ;

5º Enfin, qu'il a vu naître à la Maternité un enfant qui portait une tumeur plus grosse et plus lourde que la tête sur l'extrémité pelvienne, et qui cependant est sorti par la tête.

Voyons la valeur de toutes ces raisons: chez les animaux, c'est le tronc qui est la partie la plus volumineuse et la plus grosse, la plus lourde, et non pas la tête ; ils sont donc dans la règle générale.

Quant à la tumeur, elle ne prouve rien, car l'enfant avait déjà acquis une attitude dans l'utérus quand elle s'est développée.

Pour M. *Pajot,* comme pour la plupart des accoucheurs, les causes de la présentation du sommet sont le poids de la tête, la forme de l'*utérus.*

. M. *Dubois* avait remarqué que, chez les enfants nés avant terme, la présentation est presque toujours l'extrémité pelvienne, et il en avait tiré cette conséquence qu'à cet âge l'instinct de l'enfant n'était pas assez développé pour offrir la présentation du sommet.

Fréquence des présentations et des positions dans le sommet.

La proportion est considérable : ainsi, dans une statistique de 11 années :

Sur 15652 accouchements, on a trouvé 14677 présentations du sommet; les autres présentations ne sont presque que des exceptions.

Fréquence relative des positions dans la présentation du sommet.

. On appelle 1re, 2e, 3e, 4e position, les positions du sommet. Quant à la fréquence, on dit :

La 1re position est l'occipito-iliaque gauche antérieure.

La 2e est l'occipito-iliaque droite postérieure.

La 3e est l'occipito-iliaque droite antérieure.

Le 4e est l'occipito-iliaque gauche postérieure.

Ce qui justifie cela, c'est une statistique de M. Dubois :

Sur 1913 accouchements, il a trouvé :

1367 positions avec l'occiput à gauche ;

546 positions avec l'occiput à droite.

Les 1367 positions gauche ont donné :

1355 positions iliaque gauche antérieure ;

12 positions iliaque gauche postérieure.

Les 546 droite ont donné :

491 positions iliaque droite postérieure ;

55 positions iliaque droite antérieure.

Nous allons mettre en tableau les chiffres ci-dessus :

Sur 1913 accouchements.

1367 positions avec l'occiput à gauche.
— 1355 positions iliaque gauche antérieure.
— 12 positions iliaque gauche postérieure.

546 positions avec l'occiput à droite.
— 491 positions iliaque droite postérieure.
— 55 positions iliaque droite antérieure.

Pour retenir les positions, il suffit de se rappeler que *l'on part du pied gauche*, le reste va tout seul. En effet, la 1ʳᵉ position étant à gauche, la 2ᵉ sera à l'autre extrémité du diamètre oblique, la 3ᵉ à droite, et la 4ᵉ à l'autre extrémité du diamètre oblique.

D'où vient que la tête se place presque toujours obliquement ?
Cela vient de ce que les diamètres obliques sont les plus grands.
Pourquoi se place-t-elle presque toujours à gauche et en avant ?
On l'ignore.

PRONOSTIC DES PRÉSENTATIONS DU SOMMET.

Très favorable pour la mère et pour l'enfant ; il n'y en a aucun qui le soit autant.

Ce qui le rend favorable pour l'enfant, c'est que la tête étant la partie la plus grosse, il faut que la dilatation soit complète lors de son passage, et à cette époque l'accouchement est à moitié fait ; de plus, la tête faisant bouchon, il ne s'écoule que le liquide de la poche des eaux, et le corps de l'enfant reste encore plongé dans un liquide qui le protège contre les contractions utérines. Ce qui le rend favorable pour la mère, c'est la forme merveilleuse de la tête pour dilater l'orifice.

En effet, quand l'enfant se présente par l'extrémité pelvienne, il offre comme moyen de dilatation un cône qui s'engage par sa pointe et qui demande une dilatation de l'orifice de plus en plus grande, à mesure que sa base approche du détroit inférieur. Il s'en suit que l'accouchement sera lent, que le cordon pourra être comprimé par la partie la plus volumineuse du cône, c'est-à-dire par la tête.

Quand l'enfant, au contraire, se présente par le sommet, c'est la base du cône qui s'engage la 1ʳᵉ, et une fois passée, le reste sort tout seul.

CAUSES, FRÉQUENCE, PRONOSTIC DE LA PRÉSENTATION DE LA FACE.

Causes de la présentation de la face.

Deux opinions : Les uns croient que la présentation de la face est toujours secondaire. Dans cette manière de voir, la tête rencontrerait un obstacle et se défléchirait.

Mme *Lachapelle* n'admet pas cela. Elle pensait que cette présentation pouvait être primitive, c'est-à-dire antérieure à tout travail commencé. Pour appuyer son opinion, elle citait l'autopsie de deux femmes mortes avant l'accouchement, chez lesquelles elle avait trouvé des présentations de la face. Mais il est extrêmement rare qu'une femme meure à moins d'une mort subite, sans un commencement de travail par suite de la grande perturbation qui accompagne ce triste phénomène. Il pourrait bien en être de même pour les 2 cas de Mme Lachapelle ; d'ailleurs, il existe des contractions indolores qui peuvent amener dans le fœtus une déviation de la présentation primitive.

M. *Pajot* croit que la présentation de la face est toujours secondaire. Il se fonde sur la fréquence des présentations du sommet et sur la rareté de celles de la face.

Voici des statistiques :

Sur 20517, Mme *Boivin* a vu 74 présentations de la face.

Sur 22245, Mme *Lachapelle* a vu 85 présentations de la face.

Sur 24539, M. *Dubois* a vu 85 présentations de la face.

Quand on étudie les positions, on est frappé de voir que dans les statistiques le menton est beaucoup plus souvent à droite qu'à gauche.

Sur les 74 présentations de la face de Mme *Boivin*, on ne remarque que 29 positions gauche.

Sur les 103 de Mme *Lachapelle*, on compte 58 positions droite et 45 gauche.

Sur les 85 de M. *Dubois*, on trouve 49 positions droite et seulement 38 gauche.

Ces chiffres sont parfaitement conformes à la pratique de M. *Dubois*.

Il a vu que dans la présentation de la face les positions dans lesquelles le menton est à droite se rencontrent plus souvent que celles dans lesquelles il est à gauche ; et que celles où le menton est à droite ou en arrière sont les plus communes de toutes.

Dans la position du sommet, la position occipito-iliaque gauche antérieure est la plus commune. Si je défléchissais la tête, qu'obtiendrais-je ? Une présentation de la face. Et quelle position ? La position mento-iliaque droite postérieure, c'est-à-dire celle qui est la plus fréquente selon M. *Dubois*. Il faut donc conclure de tout ce que nous avons dit jusqu'ici que les présentations de la face ont succédé à des présentations du sommet dans lesquelles la tête s'était défléchie.

PRONOSTIC.

Les anciens regardaient l'accouchement par la face comme impossible.

La 1re personne qui formula très nettement que les accouchements par la face sont spontanés dans la plupart des cas, est Mme Lachapelle.

M. Dubois partage complètement cette opinion. Il n'en est pas de même pour M. Cazeaux. Cet auteur considérait que dans les présentations de la face, si le menton n'exécute pas son mouvement de rotation pour arriver derrière la symphyse du pubis, l'accouchement est impossible. Il donne le conseil, dans les cas où l'on rencontrerait dès le début une présentation de la face avec la position mento-iliaque droite postérieure, de la changer en présentation du sommet.

Mais nous avons vu que M. Dubois a constaté que ces positions avec menton en arrière sont les plus fréquentes : il faut donc poser comme règle et non comme exception que dans la présentation de la face il faut agir. Nous revenons alors au temps de Baudeloque.

M. Cazeaux l'a bien senti : aussi prétend-il que ce ne sont pas les positions mento-iliaques droites postérieures les plus communes, mais les mento-iliaques droites transversales.

M. Dubois le nie formellement.

M. Cazeaux donne deux moyens d'agir :

1° *Refouler la face*. Mme Lachapelle dit qu'elle n'a jamais réussi par ce procédé.

2° Passer la main sur le front, accrocher l'occiput et abaisser la face. Mme Lachapelle déclare qu'elle a échoué même dans les cas les plus souhaitables.

On voit donc que ces moyens sont souvent très difficiles, toujours dangereux, et qu'en supposant le succès, on n'aurait nullement mis la femme et l'enfant dans les conditions de la présentation du sommet, car les contractions utérines détruisent certainement l'ouvrage que vous avez accompli.

Mme Lachapelle et M. Dubois veulent qu'on n'intervienne pas et qu'on laisse marcher l'accouchement, à moins que les accidents ne surviennent.

CAUSES, — FRÉQUENCE, — PRONOSTIC DE LA PRÉSENTATION DE L'EXTRÉMITÉ PELVIENNE.

Causes : Rien de satisfaisant. Est-ce une attitude primitive ? est-ce par suite du mouvement que le fœtus exécute dans la matrice ? peu nous importe. Ce qu'on sait, c'est que les extrémités pelviennes sont plus fréquentes chez les enfants qui viennent avant terme, et qu'un petit fœtus avec beaucoup de liquide amniotique a de nombreuses chances, tout en venant à terme, d'offrir l'extrémité pelvienne.

Fréquence de cette présentation.

C'est la plus fréquente après le sommet. Sur 2517 accouchements, on a trouvé 611 fois l'extrémité pelvienne. — Sur 22245 accouchements, 804 ont offert une présentation pelvienne.

Mais on sait que cette présentation se décompose, et qu'elle peut offrir tout d'abord, soit les fesses, soit les pieds, soit les genoux. Voyons donc dans quels rapports de présence sont ces différentes parties.

Sur 611 accouchements par l'extrémité pelvienne, 373 fois, c'est le siège qui se présente.

234 fois ce sont les pieds.

4 fois seulement les genoux.

Fréquence relative des positions.

On accorde généralement que les positions sont dans le même ordre que pour le sommet. Il faut substituer le mot *sacro* au mot *occipito,* et l'on aura toutes les positions.

PRONOSTIC.

Favorable pour la mère, quoiqu'elle accouche un peu moins facilement qu'avec la présentation du sommet, mais grave, fâcheux pour l'enfant.

Il est fâcheux généralement, car l'observation démontre qu'on perd par cette présentation 1 enfant sur 8 ou 10, tandis que, dans la présentation de la face, ce malheur ne frappe qu'un enfant sur 14 à 15 et, dans la présentation du sommet, 1 sur 40.

On n'a jamais fait de statistiques spéciales de cette présentation chez les primipares ; mais tout porte à croire que le nombre des morts serait plus considérable chez ces femmes que chez les multipares.

Les anciens croyaient que l'enfant présentait un cône et, sortant par la pointe de ce cône, l'orifice de la matrice formait un lien qui refoulait le sang vers les parties supérieures à mesure que l'accouchement avançait. Cela est faux. Car l'orifice de l'utérus ne présente pas un lien invincible et, dans le cas même où cela serait, la congestion se ferait au-dessous et non au-dessus de l'obstacle.

On admet aujourd'hui que fatalement le cordon est comprimé entre une partie quelconque du fœtus, soit le tronc, soit la tête et le bord du bassin. C'est là la cause de la mort de beaucoup d'enfants.

On voit donc que le pronostic est grave et le sera d'autant plus que le cordon aura été plus longtemps comprimé. Les primipares chez qui, en général, l'accouchement est lent et laborieux sont malheureusement souvent exposées à mettre au jour un fœtus mort quand il se présente par l'extrémité pelvienne.

Ce pronostic varie encore suivant que la présentation est plus ou moins complète. Si un des pieds se présente, par exemple, il suffit d'une dilatation de la largeur d'une pièce de 5 francs pour le laisser passer.

Les membranes seront donc brisées dès le début, les eaux s'écouleront, et comme l'accouchement est peu prononcé, pendant tout le reste du travail, l'enfant sera soumis aux pressions directes de l'utérus.

Les fœtus qui naissent par l'extrémité pelvienne se présentent sous deux aspects bien différents : tantôt il est violacé, vineux ; tantôt pâle comme un linge. Nous expliquerons plus loin ces différences qui tiennent toutes deux à la même cause.

SOINS A DONNER A LA MÈRE ET A L'ENFANT.

Supposons que l'accouchement se fasse par le sommet. Ou bien il s'agira d'une femme dont vous aurez dirigé la grossesse, ou bien la femme sera pour vous une étrangère.

La question est bien différente dans les 2 cas. Dans le 1ᵉʳ, on vous consulte souvent pour savoir s'il n'y aurait pas moyen de rendre l'accouchement plus facile, moins dangereux, et on vous propose des bains. Il n'y a aucun inconvénient à les permettre, mais ils ne servent absolument à rien. Cependant, ils peuvent calmer les agitations générales et favoriser le sommeil.

On demande encore si la saignée ne serait pas utile pour repousser les accidents qui peuvent accompagner ou suivre l'accouchement. Il ne faut pas souscrire à cette demande si l'on n'en a pas une indication exacte.

En France, on accouche sur un lit de sangle.

En Angleterre, sur le lit habituel.

En Allemagne, sur une chaise particulière.

On préparera donc un lit de sangle. Si vous êtes appelé chez une femme qui vous soit étrangère, il faut, en arrivant, résoudre 3 questions :

1° *La femme est-elle enceinte ?*

2° *La femme est-elle à terme ?*

3° *La femme est-elle en travail ?*

1° *La femme est-elle enceinte ?*

Question facile à résoudre avec les données que nous avons étudiées précédemment.

2° *La femme est-elle à terme ?*

Cela est très utile à constater, car le rôle de l'accoucheur changerait si le terme n'était pas rendu. Au lieu de favoriser l'accouchement, il faudrait l'empêcher.

Nous connaissons les moyens de reconnaître si une femme est à terme : commémoratifs, col complètement effacé, orifice dilaté, concordance des différents signes de la grossesse, en un mot tous les caractères que nous avons donnés en traitant cette question.

3° *La femme est-elle en travail ?*

Facile à savoir la plupart du temps : contractions, col effacé déjà ouvert, envies d'uriner.

Mais il y a des exceptions, et le plus fort se trompe. M. Velpeau fut appelé pour un accouchement, promit la délivrance dans quelques heures, et la femme n'accoucha qu'un mois après.

M. Pajot croit que ce commencement de travail est dû surtout au coït. M. Velpeau n'est pas de cet avis.

La femme va accoucher; que faut-il faire? D'abord, lui faire prendre un lavement si elle n'a pas été à la garde-robe depuis 2 ou 3 jours; car la tête comprime les matières fécales et les fait sortir juste au moment où vous soutenez le périnée.

Puis, on prépare le lit de sangle. On l'appuie sur le mur par un bout de façon à pouvoir tourner autour. Au milieu on met un corps dur pour supporter le siège de la femme, puis un matelas par-dessus, que l'on recouvre d'une toile cirée ou de linges pour empêcher l'imbibition.

Par-dessus le drap, on met une alèze disposée d'une manière spéciale : on la roule à un bout, et à mesure que la femme la mouille, on la déroule en tirant la portion sale et la remplaçant par une propre.

On place enfin sous la tête de la femme un traversin, un oreiller, et, suivant la saison, on la couvre d'une couverture ou d'un simple drap.

Il faut faire ce lit soi-même chez les pauvres, mais ne jamais y mettre la main chez les riches.

Pour le lit de l'enfant, on le place près d'une fenêtre qui s'ouvre bien. Près de ce lit on met une table sur laquelle doivent être placés les instruments et les médicaments dont on peut avoir besoin.

Ainsi :

Des fils de 6 à 8 pouces de long; des ciseaux à pointes mousses; une plume d'oie taillée d'un côté en cure-dent, de l'autre ayant toutes ses barbes; un stéthoscope, un forceps (seulement, ne pas le montrer).

Il y a de plus une petite pharmacie qui se compose d'ergot de seigle en grains dans un flacon bien bouché, du laudanum de Sydenham, de l'extrait de belladone en consistance de cire molle, de l'eau-de-vie camphrée ou du vinaigre.

Il faut recommander qu'on tienne à votre disposition des linges chauds et froids, de l'eau également chaude et froide, du petit bois pour faire instantanément un feu clair; un grand vase pour laver l'enfant; enfin, un corps gras quelconque pour toucher la mère.

Tout est prêt pour l'accouchement. Faut-il que la femme se

couche ? Non, ce n'est pas utile. Elle sera libre jusqu'au moment où le col sera complètement dilaté. Chez les primipares, quand on verra la poche des eaux se rompre, on obligera au repos sur le lit. Chez les multipares, ce serait trop tard. Il faut exiger le repos aussitôt la dilatation du col complète.

Règle générale : On ne doit jamais quitter la femme sans s'être assuré de la présentation. Si on ne peut pas la diagnostiquer au début du travail, il faut chercher à le retarder. On fait coucher la femme, on lui met un oreiller sous les fesses et on lui recommande de ne pas pousser.

Faut-il chercher la position ? Non, car, au début du travail, on passerait beaucoup de temps souvent sans réussir, et la femme vous prendrait pour un incapable. Quand le col est complètement dilaté, que les membranes sont rompues, cela devient beaucoup plus facile ; c'est alors que vous la rechercherez.

Pendant le travail, quelques minutes à remplir. *Costume des femmes :* chemise, jupon, camisole, pas de jarretières, aucun lien.

Les femmes ont l'habitude de natter leurs cheveux afin d'éviter la difficulté de les demêler après la relevée des couches. Si on voit qu'elles oublient cette précaution, il faut le leur rappeler.

Quant aux boissons et autres aliments, il faut suivre quelques préceptes.

La femme peut boire. Baudeloque défendait le vin. M. Dubois pense que l'eau rougie ne peut pas faire de mal. M. Pajot n'est pas de cet avis, et préfère l'eau sucrée avec un peu d'eau de fleurs d'oranger.

La femme n'a pas besoin de manger, car l'accouchement ne dure pas plus d'une demi-journée ; cependant, s'il se prolongeait, comme on en a vu, 30, 40, 60, 94 heures, on permettrait le bouillon et le potage.

Tout préparé, que faut-il faire ? Vous connaissez la présentation, le travail est commencé ; allez-vous rester ou vous en aller ? Dans les premières années de la pratique, il est nécessaire de ne pas quitter la femme, car on ne peut pas préciser au juste le moment de l'accouchement.

Un bon moyen pour paraître très habile, c'est de ne se prononcer qu'au moment où la tête est rendue à la vulve, car on sait que, dans une heure au plus, l'accouchement sera achevé.

Que fait-on quand on reste auprès de la femme ? On lui frictionne le ventre de temps en temps pour faciliter les contractions, les jambes, les cuisses pour chasser les crampes. Enfin, on l'encourage par tous les moyens possibles. Quelquefois, dans ce moment, les femmes délirent ; il ne faut pas s'en effrayer, tout rentre bientôt dans l'ordre. Enfin les membranes sont rompues, la tête franchit l'orifice et arrive sur le plancher du bassin ; on voit alors le périnée bomber. Vous devenez alors actif. Vous soutenez le périnée avec la face palmaire de la main appliquée de manière à présenter un plan incliné d'arrière en avant et de bas en haut. Il suffit de soutenir au moment des douleurs.

Pourquoi soutient-on le périnée ? M. Dubois croit, et avec raison, que c'est pour empêcher le passage rapide de la tête à travers les parties.

Mme Lachapelle pense que c'est pour faire une doublure au périnée et lui donner par là plus de solidité.

M. Pajot croit que ces deux raisons sont bonnes et qu'elles doivent marcher ensemble.

M. Dubois, conséquent avec lui-même, ne veut pas qu'on soutienne le périnée quand on applique le forceps. Ces idées ne sont pas partagées.

La tête arrive à la vulve qui est projetée en avant, signe certain que l'accouchement va se terminer ; vous soutenez alors le périnée, et découvrez la femme pour suivre le travail du doigt et de l'œil.

La tête est passée ; il y a alors deux choses à faire : 1° soulever la tête pour empêcher les liquides de pénétrer dans la bouche et dans le nez ; 2° avec un doigt de l'autre main, chercher autour du cou pour voir s'il n'y a pas de circulaires du cordon.

La tête passée, on l'essuie. Si elle a la teinte ordinaire, il n'y a rien à faire qu'à attendre que la rotation des épaules se fasse.

Dès que les épaules ont tourné, on soutient de nouveau le périnée, surtout s'il a été attaqué par la tête.

Il ne faut jamais tirer sur la tête et les épaules ; c'est une faute très grave.

L'enfant est sorti, on le dépose entre les jambes de la mère sans tirer le cordon. C'est alors que l'enfant doit crier ; dans le cas contraire, il sera :

Ou mort ;

Ou en apparence de mort ;

Ou pas assez développé ;

Ou atteint de quelques vices de conformation.

Ligature du cordon.

Plusieurs manières de faire :

1° M. Dubois veut qu'on applique 2 ligatures, l'une à 2 ou 3 travers de doigt du ventre ; l'autre à 2 travers de doigt de la première, puis on coupe au milieu.

Cette méthode s'emploie rarement. Elle est cependant bonne, car elle empêche les linges de se salir et peut éviter la mort dans quelques cas ; en effet, dans les grossesses doubles, les 2 placentas peuvent communiquer et, une fois le 1er cordon coupé, il peut laisser écouler le sang du second fœtus.

2° D'autres accoucheurs, aussitôt que l'enfant est né, coupent le cordon à 3 travers de doigt de l'ombilic, en ayant soin d'examiner s'il n'y a pas une anse intestinale engagée dedans. Il faut encore observer avec soin les cordons gras ; on les pique et on les presse pour faire sortir la sérosité, puis on applique la ligature.

3° D'autres commencent par lier le cordon avant de le couper.

4° D'autres enfin le coupent sans le lier : c'est une très mauvaise méthode. Les auteurs qui l'emploient se fondent sur ce que les animaux ne connaissent pas les ligatures et ne meurent jamais d'hémorrhagie. Mais ils mâchent le cordon, et le sang a plus de plasticité que chez nous.

Comment appliquer cette ligature ? On prend du fil ciré, on fait un tour autour du cordon et on serre fort en faisant un 1er nœud, puis un 2e pour arrêter le 1er ; puis on fait un 2° tour et on fait encore 2 nœuds.

Une fois l'enfant enlevé d'entre les jambes de sa mère, on les rapproche ; on passe sous elle un linge propre, et on la laisse tranquille, après avoir enlevé son oreiller afin que la tête soit basse.

Pour emporter l'enfant, il y a des précautions à prendre, car il est difficile à tenir à cause de sa viscosité. Pour le porter, on le saisit par les 2 pieds entre les doigts ; l'autre main soutient la tête et les épaules.

C'est ordinairement à ce moment que le mari entre pour embrasser sa femme. Il faut le renvoyer, ce n'est pas le moment de l'attendrissement ; il pourrait être dangereux.

C'est pour le même motif qu'il ne faut pas annoncer le sexe de l'enfant.

Pour laver le fœtus, on prend un jaune d'œuf qu'on mêle avec un demi-verre d'eau tiède et on lui enduit le corps. Il se forme une espèce de savon qui se dissout très bien dans l'eau tiède.

Une recommandation importante est de ne jamais baigner le fœtus sans vous être assuré du degré de chaleur de l'eau, car souvent les bonnes vous la servent presque bouillante.

Après le lavage, on essuie l'enfant avec une serviette chaude, en ayant soin d'éviter le froid, car il serait pris d'un coryza, affection grave à cet âge où on ne respire que par les narines en tétant.

Cela fait, on panse l'ombilic.

On prend une compresse en vieux linge, on fait un trou dans le milieu, et l'on fend de ce trou jusqu'à un bord. On graisse avec du cérat, et on emmanche le cordon dans ce trou en l'entourant de la compresse.

Enfin, le tout est relevé sur le côté gauche du ventre. On préfère le côté gauche à cause du foie, qui se trouve à droite et qui pourrait être comprimé.

Il faut avoir soin de ne jamais se servir d'épingles, mais de rubans, pour éviter toute piqûre à l'enfant.

Le maillot anglais est préférable au nôtre : c'est tout simplement un grand sarreau de flanelle qui part du cou et descend beaucoup plus bas que les pieds du fœtus. Une serviette est attachée entre les jambes et peut être changée à volonté.

En France, on commence par appliquer le 1er bonnet, puis un second qui, selon la saison, est en laine ou en coton, et enfin le fameux bonnet brodé. Le premier est en toile. Deux sont très suffisants, puis on passe la brassière ; pour cela, les mains du moutard gênent beaucoup, car ses petits doigts sont toujours en mouvement ; pour éviter cet embarras, ou fait un cornet de papier, on y introduit la petite main et on la fait enfiler toutes les manches à la fois. Puis on applique la couche, les langes.

Après cela, on examine si l'on peut procéder à la délivrance de la femme.

Dès que l'enfant est sorti, l'utérus se rétracte : il en résulte que, devenant de plus en plus petit, le placenta ne peut le suivre dans son mouvement de retrait et que les faibles attaches qui les unissent se déchirent. Le placenta tend à tomber sur le col en entraînant avec lui les membranes qu'il retourne. Cette déchirure des membranes et des vaisseaux s'accompagne d'écoulement de sang ; si l'utérus ne se rétractait pas, toutes les femmes

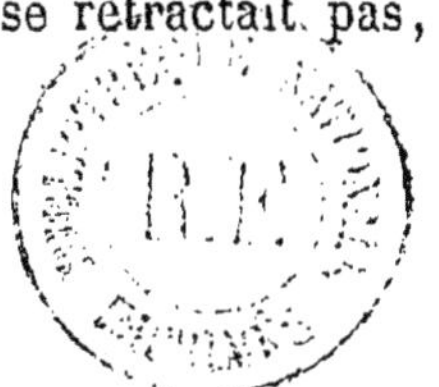

3**

mourraient d'hémorrhagies foudroyantes. Mais ce triste malheur est empêché précisément par cette rétraction utérine qui fronce les bouches béantes des vaisseaux, augmente leurs sinuosités et aplatit leur calibre. Alors l'écoulement cesse.

On a dit que le décollement du placenta se faisait avec bruit.

D'ordinaire, on aide la délivrance. Je crois qu'on a raison, car le placenta fait alors dans l'utérus l'effet d'un corps étranger qui nécessairement est nuisible.

Quand doit-on procéder à la délivrance de la femme ? Quand on a donné les soins à l'enfant; quel que soit le temps qui se soit écoulé, vous revenez vers la femme. Vous placez alors la main dans la région iliaque droite; si vous trouvez l'utérus parfaitement rétracté, dur, globuleux, au niveau de l'ombilic, le moment est venu de vous assurer si vous pouvez délivrer.

Comment s'en assurer ?

Pour cela, on prend le cordon de la main gauche, avec l'indicateur de la main droite, on le suit ,et on arrive presque toujours jusqu'au placenta. Si on le trouve sur l'orifice, parfois même déjà engagé, il faut délivrer; si, au contraire, l'indicateur ne le sent pas sur le col, le moment n'est pas venu, il faut attendre.

Comment procède-t-on à la délivrance ?

On saisit le cordon en l'enroulant autour des doigts et, s'il le faut, en l'entourant d'un linge, puis on fait, des tractions modérées, tantôt d'un côté, tantôt de l'autre, mais toujours en bas. Si le placenta ne vient pas, on tire plus fort, et on lui imprime des mouvements de rotation pour tordre les membranes et rendre leur sortie plus facile.

Après sa sortie, on l'examine pour voir s'il est bien complet.

Toujours après cette sortie, il s'écoule un flot de sang : c'est que le placenta a fait bouchon et que le sang provenant de la rupture des vaisseaux utéro-placentaires s'est accumulé au-dessus. Il faut donc en être prévenu pour ne pas avoir de craintes. D'ailleurs, pour bien se rassurer, il faut examiner si l'utérus est bien rétracté.

Une fois la délivrance faite, on met la femme à sec, on lui rapproche les jambes et on met la tête un peu basse. Il est bon de savoir qu'il est commun à ce moment de voir la femme prise d'un frisson violent. Il ne faut pas le prendre pour un frisson de fièvre aiguë.

L'accouchement est terminé.

Le médecin doit faire changer la femme après l'avoir fait laver.

Précepte général. Quand une femme vient d'accoucher, tout ce qui doit l'approcher *intus* et *extra* doit être tiède.

Après la toilette, on porte l'accouchée dans son lit ; on ne doit jamais permettre qu'elle mette les pieds par terre.

Le nouveau lit étant préparé, un bandage de corps étant posé dessus, le tout bien bassiné, on le place tête bèche avec le lit de misère. L'accoucheur transporte lui-même la femme. Si les 2 lits sont voisins, elle peut s'y glisser elle-même.

Une fois dans le nouveau lit, on reste généralement une heure auprès d'elle.

On donne une tisane quelconque, généralement une infusion de tilleul avec feuilles d'oranger ; autrefois on ne permettait pas aux femmes de dormir ; aujourd'hui elles font ce qu'elles veulent.

Il faut recommander de faire disparaître tout ce qui rappelle l'accouchement ; aérer la chambre autant que possible.

Si la femme ne nourrit pas et que la nourrice ne soit pas encore arrivée, on donnera à l'enfant de l'eau sucrée ; mais si le retard durait plus de 24 heures, il faudrait le nourrir avec du lait coupé bien sucré.

Panser le cordon tous les jours jusqu'à ce qu'il tombe. Si la mère nourrit et qu'elle se soit endormie après l'accouchement, aussitôt son réveil, elle donne le sein à l'enfant. Il est vrai qu'il n'y a pas encore de lait, mais c'est nécessaire pour former le bout et le développer un peu par la succion. En outre, on prétend que le colostrum sert de purgatif et fait évacuer le méconium, qui doit être sorti 24 ou 30 heures après la naissance.

État puerpéral.

Dès que la femme est accouchée, l'état puerpéral commence. Trois phénomènes principaux ;

1° *Lochies ;*
2° *Tranchées ;*
3° *Fièvre de lait.*

On en a admis un 4e. C'est un phénomène de résorption par lequel les matériaux apportés pendant la gestation dans l'utérus sont remportés et repris.

On voit donc que l'utérus ne revient pas à son volume ordinaire par le fait seul de la rétraction.

1° *Lochies.*

C'est d'abord un écoulement sanguin par les parties génitales; puis, au sang se mêle de la sérosité ; les lochies sont alors séro-sanguinolentes. Enfin, elles deviennent jaunâtres comme du pus. Ce liquide a une odeur toute particulière.

Caractères des lochies. — C'est un écoulement intermittent qui n'affaiblit pas les femmes. Elles sentent une colique et perdent un peu. Dans le principe, c'est du sang ; 24, 48 heures après, l'écoulement devient séro-sanguinolent. Au bout de 4 ou 5 jours il se change en muco-pus qui continue à couler pendant une durée variable, 15 jours, 3 semaines et plus.

Quelquefois, pendant cette dernière période, il sort un peu de sang. C'est un signe certain que la femme s'est levée trop tôt. Il faut la faire recoucher.

Causes des lochies. — Les auteurs pensent qu'il se passe là quelque chose d'analogue à ce qu'on observe dans une grande plaie d'amputation. Mais les lochies ne sont pas du pus véritable, et, de plus, il n'est pas certain que ce soit de la surface occupée par le placenta que vient uniquement l'écoulement : il suinte de toute la surface utérine.

2° *Tranchées.*

Les multipares les éprouvent presque seules ; les fausses couches comptent en cela comme un accouchement ; elles coïncident avec une contraction, un durcissement de l'utérus.

Elles ne sont pas augmentées par une pression modérée. Immédiatement après la tranchée, la femme perd un peu de sang. Les tranchées ressemblent beaucoup aux douleurs d'une menstruation difficile.

Causes des tranchées. — Elles sont obscures. Quelques auteurs ont pensé qu'elles provenaient de la présence de caillots dans l'utérus. Mais il y a des femmes qui ont des tranchées sans caillots. Elles sont dues parfois à la rétention de lambeaux de membranes. Il semble que, de même que les contractions utérines ont commencé à être très petites, elles cessent en passant par les mêmes phases.

Ces tranchées deviennent quelquefois excessives. On les calme par des narcotiques. Elles durent 24, 36 heures. Une chose remarquable, c'est qu'elles reviennent chez certaines femmes chaque fois qu'elles présentent le sein.

3° *Fièvre de lait.*

C'est en général de 48 à 72 heures après l'accouchement qu'elle apparaît.

Quand elle se montre après des accidents graves, c'est un bon signe.

Elle débute parfois par de légers frissons; puis, survient la réaction. Le pouls s'élève, mais ne dépasse jamais 100 pulsations à la minute, rarement même 90. La peau est moite, la langue blanche, couverte d'un enduit. La céphalalgie est modérée; les mamelles se gonflent, se durcissent et deviennent douloureuses. Souvent le simple rapprochement des bras l'est aussi. Les lochies ne disparaissent pas dans la fièvre de lait ; seulement elles diminuent.

Cette fièvre dure 24 heures; elle accompagne le travail qui s'accomplit dans les mamelles, mais on ne la considère plus aujourd'hui comme une simple fièvre de lait.

C'est une véritable fièvre traumatique analogue à la fièvre des amputés.

1re *Visite après l'accouchement.*

Le médecin doit la faire 5 ou 6 heures après la délivrance. Quand les localités le permettent, il vaut mieux voir les femmes 3 fois par jour.

En arrivant auprès d'une femme qu'on a accouchée, il faut lui demander de suite si elle a uriné, et se faire présenter les vases, si c'est possible : car il y a beaucoup de femmes qui sont prises d'une rétention d'urine. Cette rétention arrive de suite dans certains cas ; 2 ou 3 jours après l'accouchement, dans d'autres.

Dans le 1er cas, c'est un simple effet de compression ; dans le second, il peut se faire que ce soit un commencement d'inflammation.

On a vu des médecins, trompés par des douleurs violentes dans l'abdomen, croire à une métro-péritonite, et cependant tout rentrait dans l'ordre en pratiquant le cathétérisme.

Si la femme n'a pas uriné au bout de 12, 15 heures, il faut employer certains moyens :

1° On change la femme de position, car il y en a qui ne peuvent uriner sur le dos.

2° Quand elle est placée convenablement, on verse un filet d'eau dans un vase, et le bruit produit par ce jet excite souvent la fonction. C'est sans doute un moyen naïf, mais qui souvent n'en réussit pas moins.

Quand, au bout de 18, 24 heures, la femme n'a pas encore uriné, on pratique le cathétérisme.

Pour savoir s'il y a de l'urine dans la vessie, on palpe le fond de l'utérus. S'il est plus élevé que l'ombilic (niveau qu'il occupe habituellement après l'accouchement), on peut soupçonner que la vessie en contient.

On peut encore regarder le ventre en faux jour : si la vessie est distendue, on voit 2 reliefs : le 1er formé par cet organe, le 2e par l'utérus.

Quant à la rétention d'urine qui survient quelques jours après l'accouchement, elle est beaucoup plus grave et exige d'être combattue par tous les moyens susceptibles d'enrayer l'inflammation. Il est entendu que la 1re chose à faire est de vider la vessie en pratiquant le cathétérisme.

Il faut interroger le pouls qui, après l'accouchement, est ample, régulier et calme.

S'assurer de la quantité de sang perdue par la femme. Cela se reconnaît à l'effet produit sur l'économie. Si la femme n'est pas affaiblie, tout va bien ; d'ailleurs, on met la main sur la matrice, et si on la trouve ferme, résistante, il n'y a rien à craindre.

Il faut encore palper les côtés de l'utérus en mettant les mains dans les fosses iliaques.

Il convient, dans cette 1re visite, de s'occuper de l'enfant. On demande s'il a rendu le méconium et s'il a uriné. Il a probablement fait l'un ou l'autre.

Recommander de panser le cordon une fois par jour.

On vous demandera si la femme peut manger. On prescrit un ou 2 bouillons et un potage si elle nourrit. Dans le cas contraire, on accorde un peu moins. — Certains accoucheurs accordent de la nourriture dès le 2ᵉ jour, c'est de l'exagération.

Il faut exiger que la femme soit tenue très proprement. On sait que la fièvre de lait arrive de 48 à 72 heures après l'accouchement, très rarement plus tôt ou plus tard. Pendant cette fièvre, on supprime les aliments et l'on permet seulement la tisane. Plus tard, en général au bout de 24 heures, une fois la fièvre passée, on revient aux bouillons et aux potages.

On fait couvrir les seins de la femme avec de la ouate si elle ne nourrit pas. Dans le cas contraire, on recommande de se tenir en garde contre le froid.

A *Paris*, on couvre le bouton d'un peu de toile, puis ensuite de coton.

Quelques femmes souffrent beaucoup des seins dans la fièvre de lait; on applique sur eux de vastes cataplasmes.

Quand la fièvre de lait est passée, il faut faire donner un lavement à l'accouchée, car presque toujours les femmes ne sont pas allées à la garde-robe depuis l'accouchement.

Si ce lavement ne produit aucun effet, on en donne un second en y ajoutant 1 ou 2 cuillers de miel commun. Quelquefois on est obligé de recourir au miel de mercuriale et même à un léger purgatif.

Chez les femmes qui allaitent, il est nécessaire d'en user avec précaution.

On fait faire le lit de la femme : pour cela, on l'enveloppe convenablement, et on la transporte sur un autre lit.

Vous prescrivez quelques aliments de facile digestion, et toujours le repos au lit.

Veillez surtout à ce que les nouvelles accouchées ne reçoivent pas de visites les 2 ou 3 premiers jours après la délivrance, car l'émotion, une longue conversation peuvent amener la fièvre.

Quand l'accouchée doit-elle se relever ?

Cela dépend. Pour une femme bien portante, 9 ou 10 jours, quoique ce soit bien prompt, pourraient suffire.

Le terme moyen sera de 12 à 15 jours.

La femme se lèvera et se mettra sur un fauteuil pendant qu'on fera son lit. Chaque jour, elle restera davantage levée, et au bout d'un mois elle sera rendue à sa vie habituelle dans l'intérieur de la maison.

A quelle époque doit-elle sortir ?

A proprement parler, pas avant que les lochies n'aient complètement cessé et que les règles soient revenues. Du reste, cela dépend du temps, de la saison. En été, trois semaines, un mois peuvent suffire ; en hiver, 5, 6, 7 semaines.

Quand la femme fait sa 1re sortie, choisir le milieu du jour et aller plutôt à pied qu'en voiture.

Quelques femmes vont à l'église ce jour-là ; il faut le défendre, car l'humidité, le froid des lieux saints sont dangereux pour les nouvelles accouchées.

Quand reviendront les règles après l'accouchement ?

Il y a des femmes qui ne nourrissent pas et chez qui les règles reviennent au bout de 6 semaines. Celles qui nourrissent les ont plus tard et souvent pas du tout pendant tout le temps de l'allaitement.

Il arrive souvent que les femmes qui n'allaitent pas restent 3, 4 mois sans rien voir ; il ne faut pas s'en inquiéter.

Cependant, si au bout de 6, 7 mois, les règles n'avaient pas reparu, il faudrait examiner les parties génitales.

CHAPITRE III

PATHOLOGIE OBSTÉTRICALE.

Elle comprend les accidents de la grossesse, de l'accouchement, de la délivrance et les opérations obstétricales.

1° Accidents de la grossesse.

Toutes les maladies qui surviennent soit par l'effet de la grossesse, soit pendant la grossesse, peuvent avoir un résultat commun : *l'avortement*. Il est bien entendu qu'il n'y aura pas d'accident tant que les troubles fonctionnels n'altéreront pas la santé. Mais , aussitôt que l'économie sera ébranlée, Il faudra tout craindre.

AVORTEMENT.

L'avortement est l'expulsion du produit de la conception avant le temps de la viabilité légale.

Il y a deux sortes de viabilité : une légale qui est de 6 mois, et une vraie (celle des accoucheurs), qui est de 7. On ne connaît pas d'exemple d'enfant qui ait vécu à 6 mois.

L'enfant est-il plus viable à 7 mois qu'à 8 ?

Non ; plus il est près de son développement, plus il a de chances de vivre.

Combien y a-t-il d'espèces d'avortement ?

Il existe deux divisions :

1re *Division.*

Trois espèces d'avortement :

1° *Avortement ovulaire* (qui se fait dans les 6 premières semaines).

2° *Avortement embryonnaire* (qui se fait de 6 semaines à trois mois).

3° *Avortement fœtal* (qui se fait de 3 mois à 6).

2e *Division* (très pratique).

1° *Avortement accidentel.*

2° *Avortement spontané.*

On appelle avortement spontané celui qui se fait sans causes apparentes, sans accidents.

Nous allons successivement étudier dans l'avortement :

1° *La fréquence ;*

2° *Les causes ;*

3° *Le diagnostic ;*

4° *Le pronostic ;*

5° *Le traitement.*

A. — FRÉQUENCE.

Pour l'étudier convenablement, il faut se demander :

1° L'avortement est-il, oui ou non, fréquent ?

2° L'avortement est-il plus ou moins fréquent que l'accouchement ?

3° Y a-t-il une époque de la grossesse où l'avortement est plus fréquent ?

4° Y a-t-il un moment où l'avortement est spécialement plus fréquent ?

5° Le sexe de l'enfant prédispose-t-il à l'avortement ?

1° *L'avortement est-il, oui ou non, fréquent ?*

Nous pouvons répondre d'une manière générale : oui, l'avortement est fréquent. Cependant, les auteurs qui ont observé dans les hôpitaux ne sont pas de cet avis et sont en dissentiment avec ceux qui exercent en ville. D'où vient cette divergence d'opinion ? Elle vient de ce que les avortements les plus fréquents sont ceux des premières semaines de la grossesse et qu'ils sont si peu importants que les femmes n'entrent pas à l'hôpital.

Mme Lachapelle croyait que les avortements pendant les 6 derniers mois étaient les plus fréquents. Elle se trompait parce qu'elle n'avait observé qu'à l'hôpital.

Aujourd'hui, il est bien reconnu par tous les praticiens qui ont une nombreuse clientèle que l'avortement est très fréquent, d'autant plus fréquent que l'œuf est moins avancé.

2° L'avortement est-il plus fréquent que l'accouchement ?

Sur 24960 femmes, Mme Lachapelle n'a observé que 116 avortements : c'est-à-dire comme 1 est à 188.

M. Velpeau, lui, admet que la proportion des avortements est de 1 sur 3 accouchements.

On voit, d'après ces différences, qu'il n'y a rien à conclure ; il faut des études plus complètes.

3° Y a-t-il une époque de la grossesse où l'avortement est plus fréquent ?

Tous les auteurs sont d'avis que l'avortement est plus fréquent dans les 1res semaines de la grossesse. Mme Lachapelle admettait le contraire, c'est-à-dire qu'ils étaient plus fréquents vers le 4°, 5e, 6e mois. Cette erreur vient toujours de la même cause.

4° Y a-t-il un moment où l'accouchement est spécialement plus fréquent ?

Oui, Boerrhaave disait que sur 10 avortements 9 se faisaient à l'époque correspondante à la menstruation. Il y a beaucoup de vrai dans cette opinion. C'est donc dans ce moment qu'il faut prendre des précautions, quand un avortement est à craindre.

5° Le sexe prédispose-t-il à l'avortement ?

C'est un préjugé. Les auteurs ne sont nullement d'accord. Les uns prétendent que c'est le garçon, d'autres que c'est la fille.

B. — Causes de l'avortement.

Il y en a de 4 espèces :
1° *Prédisposantes ;*
2° *Accidentelles ;*
3° *Spéciales ;*
4° *Efficientes.*

I. — *Causes prédisposantes.*

Très nombreuses et très importantes. Pour les bien étudi
nous allons en faire un tableau.

On a divisé ces causes prédisposantes en 3 classes ; et on a
causes qui tiennent à l'état général ou local de la mère ; des caus
qui tiennent à l'œuf lui-même, et enfin des causes qui tiennent
la constitution ou à une maladie du père.

Causes prédisposantes du côté	a. de la mère.	1° générales	*Intus*	Constitution. Etats morbides.
			Extra	*Applicata ; percepta. Circumfusa.*
		2° locales		Dans les parties dures. Dans les parties molles.
	b. de l'œuf.	1° du fœtus.		
		2° des annexes.		Placenta. Cordon. Membranes. Vésicules.
	c. du père.	Constitution. Etats morbides.		

A. *Causes prédisposantes du côté de la mère.*

1° Causes générales. — Constitution : toutes les constitutions
extrèmes, très tranchées, prédisposent à l'avortement. Ainsi, les
constitutions très sanguines, très nerveuses, très lymphatiques,
sont prédisposantes à l'avortement à cause de l'abondance de leurs
règles. Fort heureusement que ces types ne sont pas les plus communs. Les mixtes prédominent de beaucoup.

Il y a aussi des constitutions acquises par de mauvaises conditions hygiéniques : la misère, la malpropreté.

Enfin, une constitution qui n'est pas encore formée ou qui est
usée par la vieillesse prédispose à l'avortement.

Maladies : toute la pathologie. Parmi les maladies aiguës, il faut
noter surtout les fièvres éruptives, et mettre à leur tête la variole
confluente, puis la rougeole, la scarlatine, fièvre typhoïde, pneu-

monie, pleuro-pneumonie ; toutes les affections graves, compliquées de symptômes généraux.

Bronchite à cause de la toux, diarrhée, constipation à cause des efforts qui peuvent amener la contraction de l'utérus.

Maladies chroniques : cachexie syphilitique surtout, amène des avortements très fréquents. Émotions morales.

Influence des climats : compression exagérée des corsets.

2° *Causes locales :* parties dures et molles.

Il y a des accoucheurs qui pensent qu'il y a des vices de conformation du bassin qui prédisposent aux avortements. M. Pajot ne le pense pas, à moins qu'ils ne soient spéciaux ; mais il admet avec tout le monde qu'ils sont une prédisposition aux accouchements prématurés. Voilà pour les parties dures.

Quant aux parties molles, Mme Boivin a essayé de démontrer qu'elles pouvaient amener l'avortement ; quelques auteurs ont pensé que c'était grâce à la rigidité de la fibre utérine, d'autres que c'était grâce à son irritabilité; (*impatiens fœti*).

Toutes les maladies du corps de l'organe peuvent amener l'avortement.

Mme Boivin a figuré des adhérences qui peuvent exister entre l'utérus et les parties voisines, et qui pour elle sont susceptibles de faire avorter.

Enfin, les maladies des organes voisins, la vessie, le rectum, peuvent produire le même effet.

B. *Causes prédisposantes du côté de l'œuf.*

1° *Fœtus.* Il est exposé dans le sein de la mère à toutes les affections qu'il peut avoir à la vie extérieure et quelques autres spéciales à la vie utérine.

2° *Annexes.* Il peut y avoir des accidents au placenta, au cordon, aux membranes, aux vésicules.

Le placenta peut subir toutes les affections imaginables, depuis l'inflammation jusqu'aux dépôts crétacés. On y trouve encore des espèces de poches hydatiformes.

L'accident le plus remarquable et qui est la cause la plus fréquente est l'apoplexie placentaire.

Cette apoplexie se présente sous la forme de noyaux gros comme un pois ou une amande. Ils sont placés dans le tissu du placenta.

Dans certains cas, ils sont fibrineux ; dans d'autres, ils offrent à leur intérieur la consistance et la couleur de la gelée de groseilles. On en voit souvent qui, quand ils sont fendus, présentent une petite cavité dans laquelle se trouve un corps qui ressemble à un grain de cassis.

Ces noyaux sanguins se manifestent de 3 manières :

1° *En plaques ;*

2° *En noyaux avec racines ;*

3° *En noyaux arrondis, en collections.*

On peut connaître l'âge de ces noyaux par leur composition : chez les plus anciens, toute la matière colorante du sang est résorbée, et il ne reste plus que la portion fibrineuse qui est d'un jaune sale.

Comment se produisent ces noyaux ? Par suite de la rupture de certains vaisseaux. en général de ceux venant de la mère.

On comprend comment une émotion vive peut faire avorter une femme en occasionnant un afflux de sang susceptible de rompre les vaisseaux. Si ce sang répandu n'est pas expulsé, mais qu'il reste dans la substance placentaire, il rendra cette dernière imperméable au sang chargé de nourrir le fœtus, qui alors mourra d'inanition et fera corps étranger dans l'utérus qui cherchera à l'expulser.

On a signalé encore, comme cause d'avortement, des nœuds du cordon qui seraient susceptibles d'empêcher la circulation : c'est très contestable. Le tissu qui le compose n'est pas propre à faire des nœuds bien serrés.

On a parlé de la déchirure du cordon, de la rupture de quelques-uns de ses vaisseaux ; mais rien ne prouve clairement la véracité de ces assertions.

Pour les membranes et les vésicules, on sait fort peu de chose.

M. Velpeau les a trouvées épaissies et malades dans plus de la moitié des avortements.

C. *Causes prédisposantes du côté du père.*

Trop jeune ou trop vieux prédispose aux avortements. Les maladies constitutionnelles, surtout la vérole ; constitution affaiblie par toutes sortes de causes, produisent le même effet.

II. — *Causes accidentelles.*

Coup , chute, violence extérieure, émotion morale, rapprochement sexuel.

III. — *Causes spéciales.*

Tous les moyens abortifs, quels qu'ils soient :
1° Médication ;
2° Opération.

IV. — *Causes efficientes.*

C'est la cause qui effectue l'avortement. Ces causes sont diverses suivant les causes prédisposantes ou occasionnelles. Quelquefois , ce sont les contractions utérines mêmes (fœtus mort par suite d'hémorrhagie du placenta). Excitation (produite par une hémorrhagie ou des caillots retenus). Dans tous les cas, il faut que l'œuf soit décollé pour que l'avortement se produise. Aussi voit-on toujours des hémorrhagies pendant les premiers mois, à cause des adhérences vasculaires qui se font entre l'œuf et l'utérus.

C. — DIAGNOSTIC.

Dans quelques cas, l'avortement est très facile à reconnaître ; à 4, 5, 6 mois, rien n'est plus simple.

En effet, on observe des contractions utérines comme dans l'accouchement, des douleurs parfois très violentes, un écoulement de liquide, du sang, l'effacement du col, la dilatation de l'orifice. Mais, quand il s'agit d'un avortement dans les 1res semaines, le diagnostic devient très difficile, souvent impossible.

Comment s'y prendre pour éclairer le diagnostic autant que faire se peut ? On peut confondre l'avortement avec une perte ; ces 2 phénomènes sont d'autant plus faciles à confondre que la femme elle-même nous pousse à commettre l'erreur en assurant que les incommodités qu'elle ressent sont exactement les mêmes que celles qui accompagnent le retour de ses règles.

Voici les caractères tracés par Mme *Lachapelle* : quand il s'agit d'une menstruation difficile, c'est d'ordinaire la douleur qui précède l'écoulement, et à mesure que ce dernier diminue, la douleur décroît. Dans l'avortement, c'est tout le contraire : plus le sang coule, plus la douleur est vive. Dans les premières semaines, en effet, l'œuf est tenu à l'utérus par tout le pourtour de son chorion : aussi, à mesure que les contractions utérines augmentent, elles le décollent dans une plus grande étendue en brisant les liens vasculaires ; et plus le décollement est considérable, plus il y a perte de sang.

Dans l'accouchement, au contraire, l'œuf ne tient à l'utérus, vasculairement parlant, que par le placenta. Aussi, à 5, 6 mois, s'il y a perte de sang, c'est le placenta qui s'est décollé. Malgré ce que nous venons de dire, on est encore souvent embarrassé. Il faut alors toucher la femme.

Si, par le toucher, on constate que la femme est enceinte, il n'y a plus de doute sur l'accident, c'est un avortement ; mais, si, grâce à la nouveauté de la grossesse, on ne peut la diagnostiquer, on ne sait rien sur l'accident, et l'esprit reste dans le doute.

Il ne faut pas que le traitement souffre de cette incertitude, car les pertes et l'avortement exigent le même.

Si c'est une cause spontanée, les symptômes de la mort du fœtus précéderont l'avortement. La femme ne sentira plus remuer, son ventre tombera du côté où elle se couchera ; il y aura de la soif, du dégoût, de la fièvre, de la céphalalgie.

Si c'est une cause occasionnelle, les symptômes ne seront pas les mêmes.

Ainsi, si la chute a été très violente, la femme pourra avorter de suite ; si elle n'a été que violente, elle pourra perdre de suite et n'avorter que plus tard. Si elle n'a pas été susceptible de tuer l'enfant sur le coup, les mouvements du fœtus diminueront peu à peu et bientôt cesseront tout à fait.

Il pourra se faire que la chute ait décollé une portion de l'œuf. Si ce décollement est près de l'orifice, il y aura aussitôt perte de sang ; mais s'il est élevé, on comprend que, pour arriver à l'extérieur, le sang aura à décoller les membranes qui le séparent de l'orifice, et alors il ne se montrera que plus tard.

Si l'enfant est mort, en général l'avortement ne passera pas 15 jours. Cependant, il y a des exceptions.

On remarque chez certaines femmes qui avortent une véritable fièvre de lait.

Règle très importante.

Quand on sait qu'une femme est enceinte, toute perte de sang doit donner la crainte d'un avortement.

D. — *Pronostic et terminaison.*

Pour étudier le pronostic d'une manière complète, il faut se demander :

1° *L'avortement est-il un accident dangereux ?*

2° *L'avortement est-il plus ou moins dangereux que l'accouchement ?*

3° *A quelle époque l'avortement est-il dangereux ?*

1° *L'avortement est-il ou non dangereux ?*

Tout le monde reconnaît le pronostic de l'avortement comme fâcheux. Cependant M. Pajot ne le croit pas aussi dangereux qu'on le pense. Tous les auteurs acceptent que l'avortement des premières semaines est le plus commun : or, nous savons que les femmes pour cet avortement n'entrent pas à l'hôpital, tant en général il est peu de chose ; nous pouvons donc conclure que l'avortement par lui-même n'est pas un accident dangereux.

Pour ce qui reste des autres avortements (4, 5, 6 mois), ils seront d'autant plus fâcheux que la cause qui les aura produits sera plus grave.

Il est très rare de voir l'avortement par lui-même amener la mort.

Les accidents qui suivent aggravent considérablement le pronostic.

2° *Quel est le plus dangereux, de l'avortement ou de l'accouchement ?*

Les auteurs ont dit : L'accouchement est une fonction, l'avortement une maladie ; la maladie est plus grave que la fonction, donc l'avortement est plus dangereux que l'accouchement.

Certes, les auteurs ont abusé du mot. Car si l'accouchement est une fonction, il faut avouer qu'elle est dangereuse, douloureuse, et nullement comparable, par exemple, à la digestion.

L'avortement des 2 premiers mois n'est nullement dangereux par lui-même.

Beaucoup de complications de l'accouchement n'existent pas dans l'avortement. Ainsi, tout ce qui regarde le fœtus est parfaitement indifférent à l'avortement, puisque l'enfant vient mort ou est assuré de mourir.

L'accouchement est encore assez souvent suivi de maladies graves. Telles sont, par exemple, les fièvres puerpérales, les métrites, les métro-péritonites.

Après l'avortement, ces accidents sont plus rares.

L'avortement est presque toujours compliqué d'hémorrhagies, mais ces hémorrhagies sont bien moins graves que celles de l'accouchement.

Les hémorrhagies pendant l'accouchement sont graves par leur abondance. Dans l'avortement, elles peuvent le devenir seulement par leur constance.

Dans le 1ᵉʳ cas, on n'a pas le temps d'agir ; dans le second, on a tout le temps nécessaire pour secourir la malade.

L'avortement demande beaucoup moins souvent que l'accouchement les moyens actifs de l'art ; et, quand il les entraîne, ils ne sont jamais aussi dangereux.

Il faut faire entrer dans le pronostic la gravité de l'opération à faire à la femme. Or, ces opérations ne sont nullement dangereuses dans l'avortement. Les fœtus sont si petits qu'ils passent, pour ainsi dire, dans toutes les positions.

De tout ce que nous avons dit sur le pronostic, nous pouvons donc conclure qu'il n'y a pas lieu de le croire plus grave dans l'avortement que dans l'accouchement ; même, qu'il y aurait un peu d'avantage pour l'avortement.

3° *A quelle époque l'avortement est-il le plus dangereux ?*

M. Cazeaux pense que les avortements qui surviennent dans le 3ᵉ et le 4ᵉ mois sont les plus dangereux. En effet, à cette époque, l'arrière-faix est plus volumineux que le fœtus et est retenu par l'orifice qui a facilement livré passage à ce dernier. Il faut alors exercer des tractions sur le cordon qui, à cause de sa fragilité, peut se rompre et laisser le délivre dans l'utérus.

E. — *Terminaison.*

L'avortement peut se terminer de plusieurs façons :

Il peut :

1° Ne pas s'effectuer ; — la grossesse continue.

2° Se terminer complètement ;

3° Se terminer avec expulsion incomplète des produits.

Si l'enfant n'est pas mort, si les membranes ne sont pas rompues, si la cause sollicitante n'est pas de celles qui entraînent forcément l'avortement, on pourra espérer la continuation de la grossesse.

Cette espérance sera fortifiée si l'on voit la cause accidentelle céder au traitement, si les contractions utérines, les douleurs diminuent, et si l'on a la conscience que le col déjà dilaté tend à se refermer.

On ne pourra pas s'abuser si l'enfant est mort ou si les membranes sont rompues, car, alors, l'avortement est certain. Cependant il ne faudra pas confondre la sortie de certaines eaux placées entre l'utérus et les membranes avec la sortie des eaux amniotiques. Les 1res ne favorisent nullement l'avortement. On les reconnaît à ce que, au bout de quelques jours d'écoulement, les caractères de l'avortement ne se sont pas encore montrés.

L'avortement peut être complet. On pourra s'en assurer quand on aura le produit devant soi. Mais il arrive souvent que les gens qui entourent la malade ont jeté ce qu'elle a rendu ; il ne vous est plus possible alors de porter de diagnostic.

Dans les 1res semaines de la grossesse, on vous présente souvent comme avortement des caillots sanguins ; il faut les examiner avec beaucoup de soin, faire tomber un petit filet d'eau dessus, afin de les dissoudre et de trouver l'œuf.

L'avortement peut s'être effectué d'une manière incomplète : c'est-à-dire que le fœtus a été expulsé et qu'une partie des membranes, le placenta sont restés.

Il y a 2 nuances : l'une fait la règle, l'autre l'exception.

1° La règle, c'est que le placenta soit complètement décollé et tombé sur l'orifice.

2º L'exception, c'est que le placenta ne soit pas séparé de l'utérus et qu'il continue d'y vivre ou qu'il commence à y dégénérer.

A quels caractères reconnaît-on ces 2 nuances ?

Les caractères sont très trompeurs. Dans les 1ers temps après l'avortement, la femme se sent soulagée et vous affirme que tout va bien. Les choses restent ainsi un jour ou deux, le sang continue à couler, et bientôt les lochies prennent une odeur fétide ; elles ont l'aspect d'une boue noirâtre, brunâtre. Parfois des pertes surviennent ; elles sont rarement inquiétantes par leur persistance ; bientôt des contractions utérines se montrent et tendent à expulser le placenta. Si elles n'ont pu arriver à ce but, des symptômes putrides ne tardent pas à se montrer, et une vraie résorption purulente enlève la femme.

Tels sont les accidents qui peuvent arriver si le placenta est resté décollé dans l'utérus.

Quand le placenta continue à y vivre, les lochies n'ont pas d'odeur ; les femmes sont pâles, bouffies ; elles ont des pertes multipliées, des douleurs comme pour accoucher. Il arrive quelquefois que la matrice s'enflamme, et qu'une péritonite se déclare.

On voit donc que dans les cas où le placenta reste accolé à l'utérus pour y vivre ou y dégénérer, il faut le plus souvent avoir recours à l'extirpation, car la résorption est encore un sujet douteux et sur lequel il ne faut pas compter dans la pratique.

Traitement.

a. *Préventif.*
b. *Curatif.*

a. *Préventif ou prophylactique.*

En règle générale, il faut soigner toutes les maladies de la femme comme si elle n'était pas enceinte.

Ainsi, pour la syphilis, employer les médicaments, sans égard pour la grossesse : c'est le meilleur moyen d'empêcher l'avortement.

Faut-il saigner pendant la grossesse? Si une femme a déjà eu un avortement et que dans le placenta vous ayez trouvé des noyaux apoplectiques, il sera prudent de faire de petites saignées à l'époque des règles et de recommander le repos. Eviter avec soin la syncope.

Faut-il employer les ferrugineux? Il n'y aura nul inconvénient à donner des toniques aux femmes débilitées.

Un préjugé généralement admis dans le monde, c'est qu'une femme enceinte doit se donner de l'exercice. Cela est bon chez les femmes bien constituées, bien portantes; mais chez les femmes prédisposées à l'avortement, il faut exiger le repos absolu : de cette façon, vous pourrez faire accoucher à terme des femmes qui avortaient toujours.

Quant aux vomissements, aux troubles nerveux, les mêmes médications qu'en état ordinaire leur sont applicables.

b. *Curatif.*

3 *cas.* Ils ont été ainsi décrits par M. Pajot. Citons-le textuellement :

1° Vous êtes sûr de la fausse couche, elle n'est pas faite et **ne** doit pas se faire fatalement. Il faut alors arrêter l'avortement.

2° Vous êtes sûr de la fausse couche, elle est à moitié faite, faite tout à fait, ou elle doit se faire fatalement : si elle n'est pas faite, il faut la favoriser; si elle est faite, il faut combattre les accidents.

3° Si vous doutez qu'une fausse couche se fasse, comportez-vous comme si elle se faisait, et arrêtez l'avortement.

1er *cas.* — Nous savons que c'est un avortement. Nous avons constaté la grossesse, et nous avons trouvé l'orifice ouvert. Il existe des douleurs, des pertes; mais les membranes ne sont pas rompues et l'enfant est vivant; nous pouvons donc espérer arrêter l'avortement; pour cela il faut :

1° *Combattre ou éloigner la cause, si cela est possible ;*

2° *Arrêter les hémorrhagies ;*

3° *Arrêter les contractions.*

1° *Combattre la cause :* Nous n'en parlerons pas, car il faut autant de moyens que de causes; et tout dépend de l'espèce de cette dernière.

2° *Arrêter l'hémorrhagie.*

2 moyens :
1° *Généraux ;*
2° *Locaux ou spéciaux.*

1° *Généraux.*

La position, le froid, la saignée, l'évacuation de la vessie et du rectum.

Position. La position consiste à placer les femmes sur le dos, la tête basse, le bassin un peu élevé. Ne jamais laisser les femmes dans un lit de plume, qui entretient autour du bassin une chaleur funeste ; leur défendre de rester debout et exiger un repos absolu.

Froid. Il ne faut pas que la température de l'appartement soit élevée, mais plutôt un peu basse. Boissons froides et acides, telles que limonade, sirop de vinaigre, de groseille.

Saignée. Il ne faudra jamais l'employer dans des pertes graves, mais dans celles qui sont modérées. Elle sera spécialement recommandée si les femmes sont très pléthoriques.

Nous avons vu plus haut que la gravité de la perte se jugeait, non sur la quantité de liquide, mais sur l'effet produit sur l'économie. Aussi trouverons-nous certains cas qui repousseront la saignée, non pas à cause de l'abondance de la perte, mais parce que l'économie de la femme ne le permet pas.

Vider la vessie et le rectum, la vessie par le cathétérisme, le rectum par un lavement.

2° *Locaux.*

1° Le froid ;
2° Les narcotiques, et surtout les lavements laudanisés.

Froid. — On trempe des serviettes dans de l'eau de pompe, de puits ou de glace, puis on les tord pour les égoutter, et on les place sur la partie interne des cuisses, à la vulve, sur l'abdomen. Il faut les changer très souvent, et avoir soin, tout en entretenant le froid sur les parties que nous venons de nommer, de couvrir de couvertures la poitrine de la femme.

M. *Velpeau* recommande même de lui mettre un large sinapisme dans le dos.

Narcotiques. — Le moyen par excellence, c'est l'opium. On prescrit des lavements avec du laudanum de Sydenham. Voici la règle à suivre: on vide l'intestin avec un lavement ordinaire, puis on donne un petit quart de lavement avec 10, 12, 15 gouttes de laudanum. Si, au bout d'une demi-heure, aucun effet ne s'est produit, on en donne un second avec la même dose de laudanum. On peut aller ainsi jusqu'à 5. Il est bien entendu qu'on s'arrête si l'on voit le moindre indice de narcotisme.

A l'aide de ces moyens, on parvient à arrêter les avortements qui sont susceptibles de l'être.

2° cas. — C'est un avortement, on en est sûr, mais on ne peut l'arrêter.

Il faut alors le favoriser et ne combattre que les accidents qui paraîtraient inquiétants.

Les jeunes accoucheurs sont toujours effrayés quand ils voient un avortement durer quelques jours. Il n'y a pas de quoi : on en trouve communément qui mettent 10, 12, 15 jours à s'effectuer.

Ne pourrait-on pas faire quelque chose pour exciter les contractions ?

Si la rupture des membranes est opérée, si on sent bien les parties fœtales, on pourrait employer l'ergot.

Si la perte est grave, et que les moyens généraux et l'ergot de seigle soient insuffisants, pratiquez le tamponnement, comme il est décrit plus loin, ou bien introduisez un pessaire Gariel.

Il ne faut jamais rompre les membranes dans les avortements des premiers mois, car on a à craindre que l'arrière–faix reste dans l'utérus parce qu'il est plus volumineux que le fœtus.

A 5 ou 6 mois, on pourrait rompre les membranes, parce qu'alors le fœtus est plus gros que le délivre.

Pourrait-on favoriser l'avortement en tirant le fœtus ?

Oui, c'est une bonne manœuvre dans certains cas.

Vous arrivez, l'avortement est fait, on vous montre un fœtus.

Il vous faut alors examiner avec beaucoup de soin tout ce que la femme a rendu pour vous assurer que la délivrance est bien faite.

Si elle n'est pas accomplie, il faut attendre s'il n'y a pas d'accidents, et bien se garder, si l'on sent le placenta engagé dans le col, de tirer dessus, à moins qu'on ne puisse l'empoigner assez vite et assez solidement pour être sûr qu'on l'aura tout entier.

Sans cela, on le brise, et il faut un second travail pour éliminer ce qui reste.

On tentera l'ergot de seigle, mais il est rare qu'il réussisse, parce que l'utérus n'est pas encore assez musculaire.

S'il arrive des accidents graves, des hémorrhagies, il faut chercher à enlever le placenta de toutes les façons, et tamponner, si on ne peut pas en venir à bout.

Tamponnement. — Plusieurs modes.

Le tamponnement classique est le meilleur. Il consiste dans une vingtaine de bourdonnets de charpie de la grosseur d'une noix, attachés par un gros fil; enfin une quantité énorme de charpie (plein mon chapeau) (Pajot), pour distendre le vagin.

On place la femme sur le bord du lit, on lui lave le vagin et on commence le tamponnement. Quelques accoucheurs se servent d'un spéculum. On trempe les bourdonnets dans du cérat, et on les introduit les uns après les autres dans le vagin, de façon que les premiers bouchent la cavité du col s'il est ouvert; puis on relève les fils qui les retiennent sur le ventre, et on retire le spéculum quand on l'a employé, en ayant soin de presser avec le bout du doigt sur la charpie, afin de la bien tasser. Ensuite on bourre le tout avec de la charpie jusqu'à la vulve, et on maintient avec un bandage en T.

— Tamponnement de Dupuytren. Il consiste en un sac que l'on introduit dans le vagin et que l'on emplit de charpie.

— Tamponnement en queue de cerf-volant de Trousseau. Long à préparer, mais très bon.

— Tamponnement par les vessies en caoutchouc.

— Tamponnement d'urgence (Moreau). Il consiste en un mouchoir de linge fin dont on a trempé un coin dans du cérat. On introduit ce coin au fond du vagin et on le presse avec le reste du mouchoir.

— Tamponnement au citron décortiqué.

— Tamponnement avec bandes roulées. Etoupe, filasse, pour remplacer la charpie.

Mode d'action du tampon. Deux modes d'action :

1° Il agit comme corps obturant; le sang s'arrête au-dessus de lui, se coagule, et bouche ainsi les ouvertures béantes qui donnent du sang. On comprend que si l'utérus n'est pas rétracté, s'il est vaste, l'hémorrhagie pourra être interne et tout aussi grave, sinon plus grave que l'hémorrhagie externe.

2º Il favorise et fait naître les contractions utérines, d'abord par sa présence en irritant l'orifice ; en deuxième lieu, en retenant le sang qui, une fois coagulé, agit comme corps étranger et sollicite les contractions de l'organe.

On voit que le tampon ne sera utile que dans les hémorrhagies graves. En Angleterre, on ne l'emploie jamais.

S'il s'agit d'un avortement que l'on veut arrêter, on n'emploiera pas le tampon. Si au contraire la vie de la femme est en danger par l'intensité de l'hémorrhagie, il faudra faire naître ou activer l'avortement commencé, et le tampon trouvera là sa place.

On le laisse le plus longtemps possible. Les femmes le supportent difficilement ; il amène souvent du ténesme, elles ne peuvent uriner et demandent avec instance qu'il leur soit ôté. — Vous insisterez pour le leur faire garder ; si les besoins cependant se faisaient trop vivement sentir, vous l'enlèveriez pour permettre à la femme de se reposer quelques instants ; mais si l'hémorrhagie continuait, vous le placeriez de nouveau. Il est quelquefois nécessaire de le réappliquer 4 et 5 fois de suite.

3º *cas.* — On vous fait demander pour une femme qui présente les symptômes de l'avortement et on vous demande votre avis.

Est-ce un avortement ?

Nous n'en savons rien, puisque nous ignorons si la femme est enceinte. Il faut faire alors de la médecine de symptômes et agir comme dans le 1ᵉʳ cas.

Accidents qui peuvent compliquer l'accouchement.

Dystocie.

Les anciens accoucheurs divisaient les accouchements en :
Ceux qui se terminent avec la main ;
Ceux qui se terminent avec l'instrument mousse ;
Ceux qui se terminent avec l'instrument tranchant.

Cette division est détestable, car l'accouchement qui à telle époque est dans telle catégorie, un quart d'heure après est dans une autre.

M. Velpeau a divisé ces accidents en :

1° Accidents du côté de la mère ;

2° Accidents du côté de l'œuf, qui comprennent ceux de l'enfant et des annexes.

A. *Accidents du côté de la mère.*

Ces accidents sont dus :

1° A l'irrégularité des contractions utérines (inertie) ou excès d'énergie.

2° A l'orifice de l'utérus (rigidité).

3° Aux déviations de l'utérus.

4° Aux hémorrhagies (histoire complète).

5° Aux convulsions.

6° Aux vices de conformation du bassin.

7° A la rupture de la matrice et aux thrombus du vagin.

8° Aux vices de conformation des parties molles ou aux tumeurs de ces parties.

9° A la résistance du périnée et de la vulve.

INERTIE — SES CAUSES.

1° *Inertie utérine.*

1° Les contractions sont trop faibles pour faire accoucher; même, elles ont complètement cessé. Les causes de cette inertie sont multiples. — *Faiblesse générale*, pas très commune. Il ne faudrait pas mesurer les contractions utérines à la force de la contraction musculaire, car on se mettrait complètement dans l'erreur.

Pléthore. — Les femmes très sanguines voient souvent les contractions utérines s'arrêter sans cause connue.

Grande distension de l'utérus. — M. Pajot compare l'utérus, dans ce cas, à un ressort tendu outre mesure.

Emotions morales. — Emotion développée par la présence subite de l'accoucheur ou par toute autre cause.

Douleur vive dans un point du corps. — Douleur thoracique dissipée par la saignée. (Pajot.)

Vessie distendue par l'urine. — *Femmes qui accouchent lentement*, nature molle, apathique ; quelquefois le travail dure 60,

70, 75 heures. Les Anglais ont nommé ces accouchements, accouchements ennuyeux.

Obstacles mécaniques. — Telles sont les mauvaises présentations du fœtus, la résistance du périnée chez les primipares, les vices de conformation du bassin.

Il ne faut pas oublier que la diminution des contractions n'implique pas l'absence de la rétraction.

Diagnostic. — Dans les premiers temps, les contractions marchent bien ; 12, 15 heures après, elles diminuent et cessent bientôt.

Il faut s'attendre à observer cet accident surtout chez les primipares. Le périnée est alors la cause de l'accident.

Pronostic. — Quand l'accident se présente avant que les membranes ne soient rompues, si ce n'est pas une présentation mauvaise, ou un vice de conformation, si, en un mot, le pronostic de la cause n'est pas fâcheux, le pronostic de la cessation des contractions est peu grave.

Mais il n'en est pas de même quand le col est complètement effacé, que les membranes sont rompues et que la tête est dans l'excavation du bassin. Le pronostic est alors très grave pour la mère et pour l'enfant.

Pour la mère, car on voit souvent se former des fistules vésico-vaginales ou recto-vaginales, suivant que la compression a porté en avant ou en arrière. On a même observé la gangrène de la vulve et du périnée.

Le pronostic est plus grave peut-être au point de vue de l'enfant, car l'utérus, ayant perdu ses eaux, presse de toutes parts non seulement l'enfant, mais encore le placenta et le cordon, et le fœtus ne tarde pas à succomber, si l'art n'intervient pas aussitôt.

Traitement. — Que faut-il faire ?

Chercher de suite la cause pour l'éloigner ou la combattre.

Comment la combattre ?

— Est-ce une faiblesse générale : on donne des toniques, des bouillons, 2 doigts de vin.

— Est-ce la pléthore : on fait une saignée.

— Est-ce le développement excessif de l'utérus : M. Dubois conseille, si la poche des eaux est grosse et tendue, si l'orifice est complètement dilaté et que la présentation de l'enfant soit bonne, de rompre les membranes et de soulever légèrement la tête pour laisser s'écouler un peu de liquide. On voit souvent alors les contractions se réveiller.

— Est-ce une émotion morale : rassurer la femme ; antispasmodiques.

— Est-ce une douleur dans un point quelconque du corps : la combattre par les moyens appropriés.

— Est-ce un obstacle mécanique : il faut le vaincre comme dans le cas de résistance de l'orifice, ou bien il faut suppléer aux contractions utérines par une nouvelle force, l'application du forceps. Si on le peut, il faut tourner l'obstacle et faire la version. On peut alors espérer voir les contractions renaître. Si c'est la résistance du périnée qui les empêche, on emploiera le forceps.

Dans quelques cas, on peut stimuler l'utérus par l'emploi de l'ergot de seigle, mais il faut en user avec beaucoup de précautions. Les cas où il est bon sont assez restreints.

En règle générale, il ne faut jamais donner d'ergot à une primipare, pour éviter les déchirures du périnée.

Seigle ergoté.

Le seigle ergoté réveille les contractions. Ces contractions ont un cachet spécial : elles n'ont pas d'intermittence, mais sont incessantes.

La femme se plaint de ne pas avoir un instant de repos.

L'ergot se donne généralement en poudre fraîchement moulue à la dose de 2 ou 3 grammes. On en fait 4 ou 5 paquets qu'on administre à 4 ou 5 minutes d'intervalle. Il est bien entendu que si les premiers ont agi, on ne fera pas prendre les autres.

On l'administre en suspension dans une petite quantité d'eau.

On a proposé de le donner dans du vin blanc, en infusion, mais ces moyens ne sont pas employés. L'ergot exige d'être administré avec beaucoup de prudence, car il peut tuer l'enfant. En effet, les contractions utérines produites par ce médicament sont incessantes, ne laissent aucun repos au fœtus et peuvent gêner la circulation à un point tel que mort s'en suive.

Si tout est bien préparé pour l'accouchement et que les contractions, au bout d'un quart d'heure, doivent expulser forcément le fœtus, l'ergot est bien placé et d'un bon usage ; mais s'il faut encore quelques heures pour que l'accouchement s'accomplisse, on ne doit pas user de ce médicament.

Quelles sont les conditions nécessaires pour qu'on puisse administrer l'ergot ? Il faut de toute nécessité, quand le médicament est employé dans un but ocytocique (accoucher vite) :

1° Que l'orifice de l'utérus soit complètement dilaté ou dilatable ;

2° Que les membranes soient rompues ;

3° Que la présentation ait été reconnue et qu'elle soit de celles qui donnent un accouchement spontané.

On comprend sans peine cette condition ; car, s'il y avait obstacle à l'accouchement, les contractions continuant d'agir pourraient rompre l'utérus.

4° Il faut éviter de le donner aux primipares, parce que les parties génitales et le périnée sont raides ; et comme les contractions sont incessantes, elles ne donneraient pas le temps à ces parties de se dilater, et alors elles se déchireraient.

L'action de l'ergot s'épuise en une heure, une heure 1[2. Si après 1[4 d'heure il n'a pas commencé à agir, il est probable qu'il n'agira pas.

Il y a des femmes qui ne peuvent le supporter et le vomissent. On a proposé alors de le donner en lavement.

Si la faiblesse des contractions utérines tient à un obstacle, il faut s'adresser à l'obstacle lui-même.

Ainsi, est-ce le col qui est rigide : on emploie le traitement du col rigide, en suppléant aux contractions utérines au moyen de l'ergot ou du forceps.

Sont-ce de mauvaises positions : on fait la version.

Est-ce une résistance du périnée : on applique le forceps.

Il y a un accident tout voisin de celui-là : c'est ce que les auteurs ont décrit sous le nom d'*irrégularité des contractions*.

Il y a des femmes chez qui les douleurs sont très vives et les contractions peu énergiques. Quelquefois les contractions ne s'emparent que d'une partie de l'utérus ; les femmes alors sont très agitées, elles souffrent beaucoup, et cependant l'accouchement n'avance pas.

Que faut-il faire ?

Si la femme est pléthorique, on pratique une saignée ; autrefois on administrait l'opium en lavements. Ce médicament interrompait le travail, la femme s'endormait et, au réveil, en général les contractions reparaissaient capables de terminer l'accouchement. Aujourd'hui on donne le chloral ou le chloroforme, qui suppriment les douleurs sans arrêter les contractions.

Il faut quelquefois rompre les membranes.

Accidents qui proviennent des membranes et de la rigidité de l'utérus.

Il y a deux espèces d'accidents provenant des membranes :

1° *Rupture prématurée* ;

2° *Rupture tardive* (même rupture nulle).

1° Chez les femmes qui ont des membranes minces, elles se rompent de suite, et les eaux s'écoulent sans que les douleurs aient précédé ; 10, 12, 18, 48 heures après, les douleurs commencent.

C'est une chose fâcheuse, car il y a péril pour l'enfant, à cause des contractions qui pressent directement sur lui pendant tout le temps du travail.

Y a-t-il quelque chose à faire ? On fait coucher la femme plus tôt qu'à l'habitude, et on lui met sous le siège un coussin, afin de l'élever et de faire rester le liquide dans la partie déclive de l'utérus.

2° Les membranes peuvent ne pas se rompre ; les contractions sont épuisées : que faut-il faire ?

Il faut rompre les membranes nous-mêmes ; pour cela il y a des règles à suivre :

1° Il faut que l'orifice soit dilaté ou dilatable.

2° Il faut que la présentation ait été bien reconnue et qu'elle soit bonne.

Comment faut-il s'y prendre pour rompre les membranes ?

On les gratte avec l'ongle, et on les presse avec le doigt.

M. Dubois recommande de ne se servir d'instrument ni tranchant ni pointu, mais d'une plume à écrire taillée en cure-dents.

On approche la plume pendant un moment de repos, et au moment de la contraction, elle entre dans la poche et la crève.

Il y a des cas où il est très difficile de reconnaître si la poche des eaux est rompue : c'est quand les membranes sont très tendues sur la tête du fœtus et font pour ainsi dire corps avec elle.

2° *Rigidité du col de l'utérus.*

Il arrive que l'orifice ne s'ouvre pas ou s'ouvre incomplètement.

M. Dubois distingue 3 espèces de rigidité :

1° *Rigidité vitale*, spasmodique.

2° *Rigidité ana'omique*, mécanique.

3° *Rigidité pathologique.*

Par rigidité anatomique, M Dubois entend une rigidité qui ne siège pas dans la fibre musculaire, mais dans les autres éléments anatomiques.

On trouve les 2 premières catégories chez deux espèces de femmes : chez les pléthoriques et les primipares.

La 3ᵉ est bien rare.

Diagnostic. — Dans les deux premières, il y a de bonnes contractions, la poche est rompue, les eaux s'écoulent, et cependant l'orifice ne s'agrandit pas, les contractions vont alors en diminuant et finissent bientôt par cesser.

Si l'on touche, on trouve les parties génitales tellement chaudes que le doigt en est incommodé; — de plus, au lieu d'être humides, de présenter la souplesse ordinaire, ces parties sont sèches et offrent souvent le pourtour du col ou bien mince ou muni d'une bride très tranchante (rigidité spasmodique), ou bien très épais (rigidité anatomique).

Pronostic. — Quel est le pronostic de cet accident ?

Peu grave généralement pour la femme. Cependant, quand il s'agit d'une rigidité pathologique, nous devons y apporter tous nos soins. Les auteurs, dans ce cas, conseillent de ne pas agir de suite, car ils pensent que la dilatation peut encore se faire par la partie saine.

Le pronostic n'est pas non plus très grave pour l'enfant, surtout si l'on agit dès le début.

Traitement. — S'il s'agit d'une rigidité spasmodique et que la femme soit pléthorique, on pratique une saignée.

— Bain tiède prolongé : 2 à 3 heures.

— On a proposé des injections et des fumigations émollientes vers la vulve (peu efficace).

— Graisser le col avec extrait de belladone.

M. Dubois a proposé d'enduire le col de cet extrait de belladone préparé en consistance de cire molle.

— Hystérotomie vaginale ; incisions. On se sert d'un bistouri boutonné, courbe par son extrémité et coupant dans une étendue de 1 centimètre.

L'incision devrait être faite sur les parties latérales du col. Les auteurs conseillent de la pratiquer dans les endroits qui semblent le plus tendus. On la fait où on peut.

Suivant la rigidité, on fait 1 ou 2 incisions. Il ne faut jamais leur donner plus d'un centimètre, car la tête de l'enfant, lors de son passage, les augmente en les déchirant.

Les femmes accouchent quelquefois 5, 10 minutes après l'incision. Mais, le plus souvent, les contractions ne reviennent pas, et on est obligé d'introduire le forceps sur la tête du fœtus et de le tirer au dehors.

Il n'y aurait pas d'inconvénient à donner l'ergot après l'hystérotomie vaginale, afin de faire renaître les contractions, si c'est possible.

3º *Déviations de la matrice.*

On a beaucoup exagéré les accidents fournis par cette obliquité. Tant qu'elle n'est pas portée trop loin, il n'y a pas grand'chose à craindre ; nous pouvons même dire que dans ce cas c'est la règle et que presque toutes les matrices présentent une certaine déviation.

Il y a deux sortes d'obliquité :

1º *L'obliquité latérale droite ;*

2º *L'obliquité antérieure.*

On a nié que l'utérus pût s'incliner en avant. Cependant M. *Velpeau* en cite un cas.

L'*antéversion* est la déviation la plus commune. M. *Dubois* professe que les obliquités en général ne sont pas graves. On se contente de relever l'utérus lors de l'accouchement et de faire coucher la femme sur le côté opposé à la déviation.

Une fois le fœtus engagé dans l'excavation, il sert pour ainsi dire de tuteur à l'utérus et le redresse.

Il peut se montrer un accident qui, s'il n'était pas connu, pourrait entraîner de fâcheuses complications. Cet accident, le voici :

Nous savons que, dans le commencement du travail, l'orifice de l'utérus est tout à fait en arrière et qu'avec le doigt on ne peut atteindre que la demi-circonférence inférieure ; eh bien ! il arrive que la tête du fœtus se coiffe du segment antérieur de l'utérus et s'engage dans l'excavation en l'entraînant et l'amincissant.

Ce segment est tellement aminci qu'il permet très facilement de sentir les sutures et les fontanelles de la tête de l'enfant. Si donc on est appelé dans ce cas, et qu'on ignore l'accident que nous venons de décrire, on pense que la tête est seule engagée, et on est porté à appliquer le forceps. Or, comme on le pense, on amène le fœtus et la partie inférieure de l'utérus.

Quand on a reconnu l'accident, que faut-il faire ?

Il y a deux conduites à tenir :

La 1re est celle-ci : placer la femme de manière à ce que la tête de l'enfant porte sur l'orifice et non sur le segment antérieur. Pour cela, on place la femme les jambes fléchies, le bassin élevé, la tête basse ; en un mot, on fait en sorte que l'orifice se relève un peu en avant.

Il arrive quelquefois, une fois l'obstacle levé, que les contractions renaissent et que tout marche bien.

La 2e conduite à tenir est celle proposée par *Baudeloque* : elle consiste, quand la femme est placée, que les contractions sont revenues, à aller saisir l'orifice avec le doigt et à l'attirer un peu en avant, afin que la tête de l'enfant porte bien sur lui.

M. Dubois repousse ce moyen.

4° *Histoire de l'hémorrhagie.*

Il y a deux espèces d'hémorrhagies :

1° Hémorrhagie externe ;

2° Hémorrhagie interne.

On les a divisées encore en hémorrhagies avant, pendant, après le travail.

La meilleure division en pratique est celle-ci :

1° Hémorrhagie légère ;

2° Hémorrhagie grave.

Causes des hémorrhagies.

4 espèces :

a. *Prédisposantes ;*

b. *Accidentelles, déterminantes;*
c. *Spéciales;*
d. *Efficientes.*

A. *Prédisposantes.*

Toutes celles qui ont prédisposé à l'avortement, la grossesse en tête.

B. *Accidentelles.*

Toutes celles de l'avortement : coup, chute, violence, émotion morale.

C. *Spéciales.*

En tête de toutes, l'insertion du placenta sur le segment inférieur de la matrice. La rupture de l'utérus. La rupture du cordon ou déchirure de l'un de ses vaisseaux : c'est presque le seul cas où le sang s'épanche dans la cavité amniotique.

D. *Efficientes.*

On entend par là le mécanisme à l'aide duquel se font les pertes.

Dans ces pertes, que M. *Dubois* nomme accidentelles, la cause est le décollement du placenta. Il croit que dans certaines hémorrhagies le placenta se décolle d'abord.

Mme *Boivin* et M. *Velpeau* ne sont pas de cet avis. Ces auteurs pensent qu'il y a d'abord rupture des vaisseaux et décollement ensuite. La vérité est des deux côtés.

Comment se fait-il qu'il y ait hémorrhagie quand le placenta est inséré sur le segment inférieur de la matrice ?

Baudeloque disait que c'était par la dilatation successive de l'orifice, depuis 6 mois. En effet, les vaisseaux utéro-placentaires s'étaient distendus autant que possible, mais bientôt avaient fini par se rompre. Cela n'est pas.

M. *Jacquemier*, pour en donner une explication, s'est basé sur ceci : à savoir que l'utérus se développe dans les 6 premiers mois aux dépens de son corps et de son fond, et seulement aux dépens de son col dans les 2 ou 3 derniers mois. Le placenta, au contraire, se développe souvent dans les 6 premiers mois. Or, nous voyons que quand la dilatation du col commence, le développement du placenta est presque complet : de là tiraillement, rupture de vaisseaux et hémorrhagies.

Bientôt le sang cesse de couler, sans cause apparente, soit par suite du traitement employé ; et quelques jours après, à mesure que le segment inférieur de l'utérus se dilate davantage, une nouvelle perte apparaît. Les hémorrhagies peuvent ainsi se renouveler un grand nombre de fois.

Chez les femmes dont le placenta est inséré au fond de l'utérus, il y a développement simultané des deux organes, par conséquent pas de tiraillement, et, par suite, pas d'hémorrhagie.

DIAGNOSTIC.

a. *Diagnostic des pertes externes ;*
b. *Diagnostic des pertes internes.*

a. *Diagnostic des pertes externes.*

Comment distinguer les différentes espèces de pertes externes ? Pour cela, il faut établir des distinctions entre les pertes accidentelles et les pertes essentielles.

Pertes essentielles. — Elles se reconnaissent en ce qu'elles viennent ordinairement dans les 6 dernières semaines.

Sur 89 pertes, on a observé :

3 avant le 6ᵉ mois ;
5 du 6ᵉ au 7ᵉ mois ;
19 du 7ᵉ au 8ᵉ mois ;
19 du 8ᵉ au 9ᵉ mois ;
43 dans le 9ᵉ mois.

Elles apparaissent sans cause appréciable.

La femme est prise d'hémorrhagie dans le repos.

Ces pertes sont à répétition.

Pour s'assurer du diagnostic, il est essentiel de toucher la femme.

Quand on a affaire à une multipare, il n'est pas rare de trouver l'orifice ouvert et d'avoir la liberté de faire arriver le doigt sur le délivre. On est alors parfaitement renseigné.

Mais il y a des cas où la chose n'est pas aussi simple et où les difficultés sont inouïes.

Les auteurs disent : Quand la femme est primipare, on peut, en pratiquant le ballottement, avoir la conscience qu'un corps est interposé entre le doigt et la tête.

Mme Lachapelle a dit que, sur 20 pertes, 15 étaient avec placenta sur les bords et non sur l'orifice même. Or, dans ce cas, on ne pourra pas toucher le placenta, mais les membranes. Il est vrai qu'elles auront un cachet spécial, qu'elles sont tomenteuses, plus épaisses que celles qui sont opposées au placenta; mais, enfin, le diagnostic sera encore très difficile.

Dans quelques cas, les membranes sont rompues; alors on touche le placenta par sa face fœtale, et si on a bien dans le doigt la sensation qu'il doit donner, le diagnostic sera certain.

b. *Diagnostic des pertes internes.*

En pratique, toutes les fois que l'utérus renferme l'œuf entier et intact, on n'a pas beaucoup à craindre les hémorrhagies internes.

Mais quand l'œuf est rompu, les hémorrhagies internes peuvent être foudroyantes et tuer sans qu'une goutte de sang soit répandue au dehors.

Que faut-il pour que ces hémorrhagies se forment ?

— Que l'orifice soit bouché;

— Qu'une portion de l'œuf soit évacuée.

On voit alors la femme pâlir, le pouls devient misérable, quelquefois elle accuse un sentiment de chaleur dans le ventre, et peu après elle meurt.

Si l'utérus s'est rétracté il n'y a aucun danger.

Règle générale. — La femme pendant la grossesse et le travail ne doit pas perdre de sang. Quand l'hémorrhagie existe, elle doit être surveillée attentivement par le médecin.

PRONOSTIC.

Nous baserons le pronostic sur l'abondance de la perte et surtout sur l'effet produit sur l'économie.

Si le placenta est inséré sur le col, les hémorrhagies seront graves, parce qu'elles sont inévitables, qu'elles se répètent, et qu'après l'accouchement le col se rétracte peu ou pas. Or, quand le placenta est inséré sur la partie inférieure de l'utérus, comme il n'y a pas de rétraction, la perte sera quelquefois impossible à arrêter.

Il y a une autre considération qui doit entrer dans le pronostic des pertes : c'est l'époque à laquelle elles apparaissent ; plus elles se montrent de bonne heure, plus elles sont dangereuses, car elles amènent souvent la fin de la grossesse.

Lorsque la grossesse n'est pas arrivée à son terme, l'accouchement se fait très mal : aussi doit-on le provoquer comme meilleur moyen d'arrêter les pertes en vidant l'utérus.

Si le col n'est pas effacé, il faut du temps pour qu'il s'ouvre, et cependant le sang coule toujours.

Une perte est toujours un accident sérieux.

L'insertion du placenta sur l'orifice possède une autre espèce de gravité. Elle prédispose les femmes à accoucher d'un enfant qui se présente mal.

Il faut bien se souvenir que les femmes qui ont eu des pertes sont plus exposées aux affections puerpérales et péritonéales que celles qui en ont été exemptes.

Traitement.

a. *Pertes avant le travail;*
b. *Pertes pendant le travail.*

Que le travail soit prématuré ou à terme, le traitement est le même.

a. *Pertes avant le travail.*

1° *Légères;*
2° *Graves.*

1° *Pertes légères.*

On emploie les moyens généraux : c'est-à-dire vider la vessie et le rectum, situation horizontale, repos absolu, air frais, bois—

4**

sons acidulées fraîches, diète ; s'il y a lieu, une petite saignée.

Si la perte a lieu parce que le placenta est inséré sur le col, on ne doit pas saigner, car la perte reviendra.

2° *Pertes graves.*

Moyens généraux, sauf saignée. Tampon.

b. *Pertes pendant le travail.*

1° Le travail est commencé, mais l'orifice n'est pas dilaté, les membranes ne sont pas rompues, la perte est légère : il faut employer les moyens généraux et attendre que la perte cesse d'elle-même par les progrès du travail ; la perte est grave, on emploie les moyens précédents, et on applique le tampon.

Si, au bout de 10, 12 heures, la femme ne peut plus le supporter, on l'ôte et on en met un autre, ainsi de suite jusqu'à ce que le travail ait dilaté l'orifice.

2° Le col est dilatable ou dilaté, les membranes intactes; que faut-il faire ?

S'il y a des contractions énergiques, il faut rompre les membranes et faire écouler le liquide. S'il n'y a pas de contractions, il faut en faire naître en donnant l'ergot. Il est bien entendu qu'avant d'administrer le médicament, on s'est assuré que la présentation était bonne. Une fois les contractions réveillées, on rompt les membranes et on fait écouler le liquide. C'est la méthode de Puros ; seulement cet auteur ignorait l'emploi de l'ergot de seigle, qui n'était pas connu de son temps.

3° Supposons les choses plus avancées: le col est complètement dilaté, mais les membranes sont intactes. La perte est légère. Il faut employer les moyens généraux et rompre les membranes.

Si la perte est grave, mêmes moyens; si elle ne s'arrête pas, il faut terminer l'accouchement. On fait la version, s'il y a lieu ; si la tête a franchi l'orifice, on applique le forceps.

4° Cas exceptionnel : le col n'est pas dilaté, les membranes sont rompues, il y a une hémorrhagie grave.

On emploie les moyens généraux, sauf la saignée.

On a conseillé un traitement mixte. Ce traitement consiste à graisser le col d'extrait de belladone et à appliquer le tampon, puis à comprimer le corps de l'utérus pour l'empêcher de se distendre.

Plus tard, quand l'orifice est dilaté, on agit comme nous avons dit plus haut.

5° Si le placenta est sur l'orifice, M. Gendrin conseille de rompre les membranes en traversant le délivre avec une sonde de femme.

M. Dubois rejette ce moyen. Mais, en admettant que ce moyen soit employé, il y a des cas où il sera insuffisant. Alors il faudra faire la version ; mais comment nous y prendre, le placenta touche le col ?

Quelques auteurs veulent traverser le placenta avec la main ; d'autres veulent qu'on cherche le point décollé ; d'autres enfin conseillent de décoller une portion quelconque et d'aller chercher les pieds de l'enfant,

M. Sypson, dans ce cas, a proposé d'accoucher les femmes d'une manière particulière. Il s'aperçut que la mortalité était moins grande quand, par un accident, le placenta était sorti le 1er.

Sur 389 femmes qui présentaient le placenta sur l'orifice et chez qui le fœtus était sorti le 1er, il en mourut 1 sur 3.

Sur 141 femmes qui présentaient la même position du placenta, mais chez qui cet organe était sorti le 1er, M. Sypson trouva que la mortalité n'était que de 1 sur 14 ou 15.

Il a donc proposé de prendre pour règle l'accident heureux.

M. Dubois a prouvé que les statistiques de M. Sypson étaient fausses. Cependant il admet que, dans le cas où l'enfant est sorti après le placenta, la mortalité est d'environ 8 sur 10.

M. Sypson dit qu'on peut sauver l'enfant ; c'est très douteux.

M. Sypson a proposé une explication de l'hémorrhagie dans le cas où le placenta est situé sur l'orifice.

Il croit que ce n'est pas par la face interne de la matrice que la femme perd son sang, mais par la solution de continuité du placenta. En effet, pour cet auteur, le sang maternel passe dans le placenta, nourrit l'enfant, et ce n'est que lorsqu'il veut retourner à la mère qu'il rencontre la déchirure et forme hémorrhagie. M. Sypson est trop exclusif. Il peut bien se faire qu'il y ait du sang répandu comme il l'indique, mais il est manifeste qu'il en arrive aussi de la face interne de l'utérus. Ce qui le prouve, c'est que, le placenta ôté, la femme a encore des pertes qui peuvent l'emporter dans 10 minutes.

5° *Convulsions puerpérales.*

Eclampsie. — On peut définir l'éclampsie : une maladie caractérisée par un ou une série d'accès convulsifs suivis de période comateuse, avec abolition complète des sensations sensorielles et affectives.

Cette définition n'est pas très complète, elle pourrait jusqu'à un certain point s'appliquer à l'épilepsie.

La fréquence de l'éclampsie est heureusement rare : 1 cas sur 2 ou 300 accouchements.

La fréquence relative de l'éclampsie, suivant qu'elle se montre à telle époque de la couche, n'est pas la même.

La maladie peut se déclarer :

1° Pendant le travail ;

2° Pendant la grossesse ;

3° Pendant les suites de couches.

Elle est beaucoup plus commune pendant les 2 premières périodes. Il est excessivement rare de la voir dans les 1ers mois de la grossesse.

C'est ordinairement dans la 2e moitié qu'elle débute.

CAUSES.

1° *Prédisposantes ;*

2° *Déterminantes.*

Quoi que nous fassions, nous ne pouvons rattacher l'effet à la cause.

1° *Causes prédisposantes.*

a. La primiparité : sur 10 femmes prises d'éclampsie, il y aura 8 primipares.

b. Les femmes infiltrées.

c. L'albumine dans les urines: *toutes les femmes qui auront de l'albumine dans les urines n'auront pas d'éclampsie ; mais toutes celles qui auront de l'éclampsie auront en même temps une albuminurie.* On prétend que dans les cas d'épilepsie il n'y a pas d'albuminurie.

d. Grande distension de l'utérus.

e. M. Dubois croit que les vices de conformation du bassin prédisposent à l'éclampsie par l'essence seule du rachitisme. Les auteurs ne sont pas de cet avis et pensent que ce sont les vices eux-mêmes qui sont cause de cette prédisposition.

f. Les accouchements laborieux ; les opérations.

g. M. Moreau pense que les femmes qui ne sont pas devenues enceintes légalement sont plus disposées à l'éclampsie que les autres.

A. *Prodromes.*

Les prodromes sont très importants ; car, une fois la maladie déclarée, il est impossible de la méconnaître.

Les prodromes n'existent pas toujours ; quand ils existent, ils sont caractérisés :

Par une céphalalgie atroce, toute particulière, avec subdelirium;

Par des troubles dans les fonctions des organes des sens (ouïe, vue) ;

Par une démarche vacillante, au point de croire que la femme est ivre ;

Parfois par une coloration vive de la face.

M. Pajot a remarqué que la plupart des femmes qui ont des accès d'éclampsie sont de belles et fortes jeunes femmes.

Ces prodromes se compliquent parfois :

De douleurs vives dans l'estomac ;

De petits soubresauts dans les muscles de la face.

Alors, l'accès est proche.

Les prodromes précèdent parfois l'accès de peu d'instants ; parfois, de quelques heures et même de quelques jours.

Puis arrive la maladie ; 2 périodes :

Période d'accès.

Période comateuse.

B. *Accès.*

Contraction des muscles de la face, congestion des paupières.

Tout le corps entre en convulsions. Ces convulsions sont violentes, mais ont lieu en place. (C'est le contraire dans l'hystérie.)

4***

Le tronc quelquefois se convulse de manière qu'il ne touche plus le lit que par la tête et les talons.

Toutes les fonctions sont troublées. Pouls petit, congestion énorme vers la tête, faisant craindre l'asphyxie chez quelques femmes.

Dans cet état, la respiration ne s'effectue plus ; l'écume sort par la bouche ; la sensibilité est complètement détruite, ainsi que l'intelligence. Souvent l'écume devient sanglante parce que la langue a été mordue.

Cet état s'accompagne de certains troubles du côté de la matrice. On a remarqué que quelquefois l'utérus répétait les convulsions.

L'accouchement se fait plus vite sans que la femme en ait conscience : aussi, souvent, quand on découvre la malade, trouve-t-on un enfant mort entre ses jambes. Cela se comprend, puisque la sensibilité est abolie. Cependant, dans la période comateuse, au moment où l'accouchement s'effectue, on entend quelquefois la femme pousser un grognement sourd.

Un accès ne peut durer que 2 minutes au plus.

C. *Coma.*

Le coma succède à l'accès.

Il dure généralement peu de temps après les premiers accès. Au bout d'une heure au plus, la femme revient à la connaissance avec un air très étonné. Si un nouvel accès survient, une 2º période comateuse lui succède et dure plus longtemps que la 1re.

Si cela continue, les accès et le coma se succèdent sans intermittence.

Ordinairement le nombre d'accès est de 20 ou 30, mais on en voit jusqu'à 80. Il est très rare qu'il n'y en ait qu'un. On a remarqué que pendant le travail les accès sont plus nombreux, et qu'après l'accouchement ils le sont moins. Cela n'est pas absolu.

Cependant, en général, c'est ainsi que les choses se passent.

Diagnostic.

On peut confondre l'éclampsie avec l'hystérie, l'épileps l'apoplexie, la catalepsie, l'ivresse.

Pour l'hystérie, rien n'est plus facile à diagnostiquer.

Les convulsions sont désordonnées, l'affection survient généralement à la suite de contrariétés ou de peines morales.

Dans les convulsions, la femme a conscience de ce qui se passe.

Il n'y a pas de coma, généralement pas d'écume à la bouche.

La terminaison de l'accès ne permet pas de doute, la femme met la main à sa gorge, à son estomac, et accuse la sensation de la boule hystérique.

Elle pleure, elle bâille, elle a des hoquets ; enfin, l'accès se termine.

Pour l'épilepsie, le diagnostic n'est pas aussi facile et présente même de grandes difficultés.

M. Dubois dit qu'il n'y a pas d'albumine dans les urines.

Les renseignements sont très précieux. En général, les épileptiques ont eu des accès antérieurs. De plus, si c'est un accès d'épilepsie, il est probable qu'il ne se reproduira pas de suite, à moins que l'épileptique n'en soit rendu à avoir 15 ou 20 accès par jour, ce qui est fort rare. Si c'est de l'éclampsie, au contraire, il y aura une série d'accès.

La grossesse diminue les accès de l'épilepsie, quelquefois même les suspend pendant tout son cours.

Dans l'*apoplexie*, le diagnostic est aussi difficile. On peut même dire que si on n'a pas de renseignements, on se trompera souvent.

Si l'on a assisté à l'accès, il est clair qu'il n'y aura pas de doute ; mais si on est appelé pendant le coma, le diagnostic sera presque impossible, d'autant plus que dans l'éclampsie on peut observer l'apoplexie.

Heureusement, le traitement est le même pour les 2 affections.

Dans le coma de l'éclampsie, l'insensibilité est complète, de même que la résolution des membres. Dans le coma de l'apoplexie, ce n'est généralement pas comme cela ; on observe une hémiplégie qu'on peut souvent distinguer.

Dans la *catalepsie*, le diagnostic est facile. La maladie est caractérisée par des extases ; les membres sont placés dans les positions les plus bizarres.

On dit que l'éclampsie peut présenter ces phénomènes avant ou après l'accès ; quelques auteurs prétendent que dans l'accouchement, il y a des cas de catalepsie.

Dans l'*ivresse*, le sens du nez peut établir le diagnostic. On pourrait au besoin chatouiller le gosier avec une barbe de plume, et l'on verrait les vomissements accuser la maladie.

Comme on le voit, le diagnostic est facile à établir.

Pronostic.

Très grave.

Quels sont les symptômes qui pourront nous faire craindre une terminaison funeste ?

1° L'intensité des accès et leur nombre.

Toutes les fois qu'ils seront violents et répétés sans intermittence marquée, il y aura beaucoup à craindre une issue fatale.

2° L'époque à laquelle apparaît la maladie.

Ici existent des opinions diverses ; quelques accoucheurs ont dit que la maladie était plus grave avant qu'après le travail. C'est une erreur. A cette époque, la maladie est grave pour la grossesse, puisque les femmes peuvent accoucher ; mais beaucoup moins dangereuse pour les femmes elles-mêmes que pendant le travail.

Nous pouvons dire que pendant le travail l'éclampsie possède sa plus grande somme de gravité. Après le travail elle est un peu moins funeste.

On trouve dans M. Jacquemier 6 cas d'éclampsie après la délivrance ; il n'y a pas eu de mort.

Dans M. Mauriceau, au contraire, sur 42 cas pendant le travail, 24 sont morts.

L'éclampsie est très grave pour l'enfant, plus peut-être que pour la mère.

Qui est-ce qui peut nous faire supposer que sa santé se rétablira ?

Quand nous verrons les accès s'éloigner de plus en plus, s'ils n'ont pas été trop nombreux, si le coma est peu prolongé, on peut espérer une terminaison heureuse. Le coma peut quelquefois être très long et la femme guérir.

La mort peut venir de deux manières :

1° Dès les premiers moments, même dans les 4ers accès (rare). Mais en général, c'est dans le coma, qui ne se dissipe pas, qu'elle arrive le plus souvent.

2° Par des maladies consécutives à l'éclampsie. Trois espèces de maladies peuvent suivre l'éclampsie : l'apoplexie, la folie, la fièvre puerpérale, la métro-péritonite.

La mémoire est très longue à revenir ; souvent même, elle ne revient que d'une manière approximative. Les femmes ont les aberrations les plus singulières.

TRAITEMENT.

A. Prophylactique pendant la grossesse.

Examiner de suite les urines ; si elles contiennent de l'albumine, surveiller la femme avec beaucoup de soin.

Aussitôt que quelques symptômes se présentent, il faut pratiquer une forte saignée, donner des dérivatifs, entretenir le ventre libre par quelques purgatifs.

Eviter les émotions morales. Donner peu à manger.

S'il y a infiltration, on a proposé la digitale comme diurétique.

On a vanté les antispasmodiques : le camphre.

L'éclampsie est déclarée, le travail commence ; la vie de la femme est en danger ; que faire ?

M. Cazeaux veut qu'on provoque l'accouchement prématuré.

M. Dubois se prononce contre cette méthode, et donne pour raisons :

Que l'éclampsie peut se montrer une fois l'utérus vidé, puis, qu'après l'accouchement on l'observe encore souvent ;

Que pour vider l'utérus par l'accouchement prématuré, il faut un temps assez long, 2, 3 jours, et que l'éclampsie est jugée en 24 heures ; la femme au bout de ce temps sera morte ou sauvée.

L'opinion de M. Dubois est de beaucoup préférable.

B. Traitement curatif.

Divisons-le en 2 parties :
a. Traitement médical ;
b. Traitement obstétrical.

a. Traitement médical.

On place de suite de chaque côté de la femme deux aides pour l'empêcher de tomber. On lui rentre la langue dans la bouche, car pendant l'accès elle peut la mordre.

Dès que l'accès aura cessé, vous pratiquerez une forte saignée.

Si l'état de la femme ne s'améliore pas, vous ferez faire un mélange de calomel et de jalap, parties égales 0,05, que vous lui mettrez entre les lèvres, ou bien un lavement avec :

Eau.	250 gr.
Séné	10 gr.
Sulfate de soude. , ...	20 gr.

Si l'état comateux se prolonge, on met des sangsues derrière les oreilles et des réfrigérants sur la tête, des sinapismes sur les membres inférieurs.

Il faut bien recommander de ne pas les laisser plus de 20 minutes à 1[2 heure ; car ils pourraient occasionner la gangrène.

Enfin on prescrira de larges vésicatoires sur les cuisses. Le bromure de potassium a quelquefois donné de bons résultats, de même que le chloral administré soit en potion, soit en lavement.

Enfin des inhalations de chloroforme ont fait cesser des crises que rien n'avait pu arrêter.

b. *Traitement obstétrical.*

M. Dubois professe que si le travail ne marche pas rapidement, il faut délivrer la femme aussitôt qu'on peut le faire, sans employer aucune violence.

On graisse le col avec de l'extrait de belladone, et si la présentation est bonne, on rompt les membranes.

Si l'enfant se présente par la tête, une fois les membranes rompues, on fait une application de forceps.

Ne jamais employer l'ergot, lors même que le travail marche lentement.

Une fois le fœtus expulsé, si l'éclampsie se manifeste, il faudra déliver la femme.

Si l'éclampsie se montre longtemps après la délivrance, il faut avoir recours au traitement médical.

6° *Vices de conformation du bassin.*

On dira qu'un bassin est vicié quand il s'éloignera assez des dimensions normales pour constituer des obstacles à l'accouchement.

De même pour les déviations dans les directions.

Comment diviser ces vices de conformation ?

a. *Par amplitude ;*

b. *Par étroitesse.*

M. Velpeau a subdivisé les vices par étroitesse et en fait 2 grandes classes :

a. *Par étroitesse absolue ;*

b. *Par étroitesse avec déformation des os.*

a. *Vices de conformation par amplitude.*

Il y a des femmes qui peuvent avoir un bassin trop grand. M. Dubois professe que ça ne fait pas grand'chose à l'accouchement ; car, dit-il, les femmes qui accouchent avant terme ont un bassin trop grand par rapport à l'enfant, et cependant, le plus souvent, il n'arrive pas d'accident.

Ce qui peut rendre l'accouchement dangereux dans un bassin trop grand, c'est la trop grande rapidité avec laquelle il s'accomplit. Cet inconvénient n'existe pas dans l'accouchement prématuré ; car, au lieu d'avoir, comme dans le 1er cas, de bonnes contractions, un col bien préparé, il rencontre de grandes difficultés dans le col qui n'est pas dilaté et dans les contractions qui sont peu fortes.

M. Pajot croit avec M. Dubois que ces vices de conformation du bassin par amplitude donnent peu de dangers à l'accouchement. Il faut cependant prendre quelques précautions. Ainsi, il faudra faire coucher la femme aussitôt qu'elle souffrira ; l'empêcher de pousser, de faire aucun effort, car elle accoucherait du fœtus et de l'utérus. Soutenir avec grand soin le périnée et s'opposer à la sortie de la tête, si les parties ne sont pas bien préparées.

b. *Vices de conformation par étroitesse.*

a. *Par étroitesse absolue.*

Assez peu important.

2 variétés de bassins avec étroitesse absolue :

La 1re contient des femmes de toutes tailles ; elles paraissent bien faites, on ne leur croirait nullement le bassin vicié. (Très rare.)

La 2ᵉ contient de petites femmes, des naines. Elles ont tout petit, et, cependant, sont bien femmes. Elles ont les mamelles et les parties génitales assez développées.

b. *Par étroitesse relative.*

M. Dubois les a divisés en 3 catégories :

1º Par aplatissement d'avant en arrière ;

2º Par enfoncement des parois antéro-latérales ;

3º Par compression d'un côté à l'autre.

On pourrait faire 4 classes qui comprendraient tous les vices par étroitesse (Pajot) :

1º Par compression antéro-postérieure ;

2º Par compression oblique ;

3º Par compression transversale ;

4º Par compressions combinées.

Ces classes admettent de nombreuses variétés.

1º *Vices par compressions antéro-postérieures.*

Quatre variétés :

Le plus commun des vices compris dans cette classe est celui qui est formé par la déviation de l'angle sacro-vertébral. C'est également le plus commun de tous les vices du bassin.

Sur 50 bassins viciés, on le trouve 45 à 48 fois.

a. 1ʳᵉ *Variété.*

Le sacrum peut avoir subi un mouvement de bascule ; il en résulte une diminution du détroit supérieur et un agrandissement du détroit inférieur.

b. 2ᵉ *Variété.*

Le sacrum n'a pas basculé, mais a subi une compression à ses 2 extrémités. Sa cavité est augmentée (diminution du diamètre antéro-postérieur aux détroits supérieur et inférieur ; augmentation de la concavité).

c. 3º *Variété.*

On trouve des bassins dont le sacrum est plat et quelquefois concave postérieurement. Diminution du diamètre antéro-postérieur aux détroits ; — diminution de la concavité.

d. 4ᵉ *Variété.*

Symphyse du pubis déviée.

3 espèces de déviations :

La symphyse peut rentrer dans le bassin par en bas.

Elle peut rentrer dans le bassin par en haut.

La femme peut être barrée. La barre est constituée par un allongement trop considérable de la symphyse du pubis. Chez ces femmes, les organes génitaux externes sont situés tout à fait en arrière.

2° *Vices par compressions obliques.*

Trois variétés :

a. 1ʳᵉ *Variété.*

La pression a porté sur l'une des parois seulement.

b. 2ᵉ *Variété.*

Enfoncement des deux côtés.

Cela a pour résultat d'augmenter d'une manière fictive le diamètre antéro-postérieur ; mais en réalité il est diminué à cause de la petitesse de l'angle formé par les pubis, petitesse qui ne permet pas à la tête de s'engager.

c. 3ᵉ *Variété.*

Bassin oblique, ovalaire.

M. Cazeaux a proposé de ne pas en faire une variété à part, car, selon lui, il reste tout naturellement dans les bassins viciés par compression oblique.

Il semble que tout un côté du bassin ait subi une atrophie ; aucune échancrure, absence des trous du sacrum du côté atrophié, torsion du même côté. M. Nœgele croyait que dans cette variété il y avait toujours ankylose de la symphyse iliaque. M. Dubois l'admet.

Cela cependant n'est pas, car M. Cazeaux possède un bassin ovalaire sans ankylose.

Quand on considère l'autre moitié qui paraît bien faite, on est porté à croire que si on avait celle du côté opposé nullement déformée, on pourrait reconstruire un bassin normal ; on se tromperait, car cette moitié même est déformée, et en réunissant les deux os iliaques, on aurait à la symphyse du pubis un écartement de 4 travers de doigt.

3° *Vices par compressions transversales.*

Deux variétés.

a. 1re *Variété.*

Compression transverse au détroit inférieur. De tous les vices du détroit inférieur, c'est le plus commun. Il consiste dans le rapprochement des deux tubérosités sciatiques.

b. 2e *Variété.*

Déviation latérale de la colonne vertébrale.

4° *Vices par compressions combinées.*

C'est la présence simultanée sur le même bassin de vices appartenant à différentes classes, à différentes variétés.

Elles sont multiples ; cependant, il y en a une qui domine toutes les autres : c'est le rachitisme.

Sur 100 vices de conformation, le rachitisme en produit pour sa part 90 à 95.

Le rachitisme est une maladie de l'enfance ; il ne faut pas le confondre avec ce que l'on nomme une taille tournée, affection de la puberté qui ne nuit généralement pas à l'accouchement.

Le rachitisme attaque de préférence les os longs et marche de bas en haut. Il ne déforme pas seulement les os, mais les arrête dans leur développement.

On observe rarement le rachitisme avant la fin de la 1re année et rarement aussi après la 10e. Ceci est utile à connaître à cause de l'ostéomalacie qui déforme le squelette dans l'âge adulte.

Ainsi, Nœgele cite une femme qui, après 4 grossesses heureuses, fut obligée de subir l'opération césarienne pour une 5e. L'angle sacro-vertébral touchait la symphyse du pubis.

Les *pressions* peuvent également amener des déformités du bassin.

Les amputations, les fractures, en un mot tout ce qui amène la claudication.

Peu croyait que les boiteuses n'accouchaient pas bien ; Levret partageait cet avis. Mais ces auteurs sont trop exclusifs. Il faudrait, pour que leur opinion fût vraie, ajouter : boiteuses dès l'enfance.

M. Dubois pense qu'en général elles peuvent accoucher.

Enfin, il existe comme cause de vice de conformation du bassin un arrêt de développement sans motifs appréciables qui entraîne une diminution des diamètres (très rare).

DIAGNOSTIC.

A. Ou bien les parents d'une jeune fille vous consulteront pour savoir si elle peut se marier sans danger ;

B. Ou bien on vous consultera pour une femme qui a un vice de conformation du bassin et qui est en travail.

A. — *Examen de la jeune fille.*

On l'examine attentivement ; en général la taille est très petite.

On la fait marcher, et on observe si, dans sa démarche, il y a quelque chose de particulier ; puis on prend des renseignements sur ses antécédents.

On demande en 1er lieu à quel âge elle a marché, de quelle manière elle a marché, si elle a été nouée.

D'après les réponses, on sera déjà sur la voie. Il faut alors découvrir le sujet ; examiner les jambes, les tibias, les fémurs qui seront très courts et très arqués.

On examine la colonne vertébrale ; et la tête, qui en général aura quelque chose de spécial, sera très grosse.

Comment reconnaître les vices de conformation ?

Deux moyens :

1° *Mensuration dite externe ;*

2° *Mensuration dite interne.*

1° *Mensuration externe.*

Comment la pratiquer ? — A l'aide des pelvimètres; le compas d'épaisseur de Baudelocque.

Le diamètre le plus important et presque le seul est le diamètre antéro-postérieur. Pour le mesurer, on fait coucher la femme sur le côté, puis on met une des olives sur la symphyse du pubis et l'autre au-dessous de la dernière vertèbre (très difficile, surtout si la femme est grasse).

Si la femme est bien conformée, on doit trouver 19 centimètres d'écart entre les 2 olives.

Ces 19 centimètres se décomposent de la manière suivante :
8 pour les os, à savoir :

6 1/2 pour le sacrum,
1 1/2 pour le pubis,   19 cent.
11 pour diamètre antéro-postérieur,

Si la femme a le bassin vicié, il est clair qu'on trouvera moins de 19 cent., et en retranchant du nombre obtenu les 8 centimètres des os, le reste représentera le diamètre antéro-postérieur.

Rien ne paraît plus facile à faire, et cet instrument semble parfait ; il ne l'est cependant pas et ne peut donner des mesures rigoureuses, car les os des rachitiques ne présentent pas toujours la même épaisseur.

Il faut alors avoir recours à la mensuration interne.

2° *Mensuration interne.* Le pelvimètre est le doigt. On touche la femme, puis on fait marcher le doigt jusqu'à atteindre l'angle sacro-vertébral.

Mme Lachapelle disait : Quand on n'atteint pas l'angle sacro-vertébral, il n'y a pas de vice de conformation du bassin. C'est une erreur, mais on peut dire que dans ce cas le rétrécissement est peu de chose.

Une fois la pulpe du doigt sur l'angle sacro-vertébral, on marque sur ce doigt le point où l'arcade pubienne vient tomber, et on porte cette longueur sur un mètre. On voit alors combien on a de centimètres, et en déduisant 1 pour annihiler l'angle formé par la symphyse, on a le diamètre antéro-postérieur.

Avec ce procédé, on se trompe de fort peu de chose.

Il ne faut pas cependant rejeter le pelvimètre, surtout celui de Baudelocque : c'est un contrôle ; mais on doit préférer le doigt.

B. — *Examen de la femme en travail.*

La femme est en travail depuis plusieurs jours; l'enfant se présente par la tête.

Vous reconnaissez qu'il y a un vice de conformation et vous cherchez à le mesurer.

Mais votre doigt est arrêté par la tête qui, bien qu'elle ne soit pas engagée, offre, à cause de la pression qu'elle subit, une bosse sanguine qui ne vous permet pas d'atteindre l'angle sacro-vertébral.

La mensuration est alors à peu près impossible : car si, dans quelques cas, on a pu, en déprimant cette bosse sanguine, passer au-dessous et aller toucher l'angle sacro-vertébral, il faut avouer que, dans la plus grande majorité, on éprouve une difficulté insurmontable.

PRONOSTIC.

Grave en général pour la mère et pour l'enfant, cette gravité variera :

1° Suivant le degré de rétrécissement du bassin ;

2° Suivant le volume du fœtus ;

3° Suivant le degré d'énergie des contractions utérines.

1° Pronostic suivant le degré de rétrécissement du bassin.

M. Dubois a divisé ce rétrécissement en 3 classes :

A. Bassins qui ont au moins les dimensions du diamètre bi-pariétal de 11 centimètres à 9 1/2.

B. Bassins depuis le diamètre bi-pariétal jusqu'au diamètre bi-temporal (de 9 1/2 jusqu'à 6 1/2).

C. Bassins au-dessous du diamètre bi-temporal (au moins 6 cent. 1/2 jusqu'à 0).

Si l'on examine le pronostic seulement au point de vue du rétrécissement, il est clair que le moins grave sera celui de 9 1/2 qui permet d'espérer l'accouchement spontané; de 9 1/2 à 6 1/2 le pronostic sera plus grave, et sa gravité augmentera à mesure que le rétrécissement deviendra plus petit. Nous allons donc diviser cette classe en 2 catégories :

a. Rétrécissements de 9 1/2 à 8, qui représente la dimension extrême du diamètre bi-pariétal.

Comme ce diamètre est réductible, on peut encore espérer l'accouchement spontané.

b. Rétrécissements de 8 à 6 1/2.

On a vu des femmes pouvoir encore accoucher, mais c'est excessivement rare. Au-dessous de 6 1/2, l'accouchement est matériellement impossible. 6 1/2 représente la base du crâne, et l'on sait que cette base est incompressible.

2° *Pronostic suivant le volume du fœtus.*

Le volume du fœtus serait très utile à connaître ; mais, malheureusement, il nous échappe très souvent. On dit bien que, par le palper, on peut arriver à un résultat approximatif ; mais cela est faux.

Je n'ai pas besoin d'insister sur les avantages qu'on peut tirer de cette connaissance. Ils découlent de cette considération que tel volume permettra l'accouchement, tel autre s'y refusera d'une manière absolue.

Il serait encore excessivement avantageux de connaître exactement la grosseur de la tête, l'épaisseur des os, la laxité des sutures et des fontanelles, car ces différentes parties, suivant qu'elles permettront à la tête d'être ou de n'être pas réductible, pourront tolérer ou empêcher l'accouchement.

Par malheur, toutes ces connaissances ne sont pas permises.

3° *Pronostic suivant le degré des contractions utérines.*

Plus les contractions seront faibles, plus le pronostic sera grave. Deux femmes présentant le même rétrécissement et au même degré le même volume du fœtus, n'accoucheront pas de la même manière, si les contractions de l'une sont bonnes et celles de l'autre sont faibles. Même cette dernière n'accouchera pas du tout si les contractions sont trop débiles.

Nous avons vu plus haut que pour MM. Dubois et Pajot les vices de conformation du bassin ne prédisposent nullement à l'avortement, mais à l'accouchement prématuré.

Indications et traitement au point de vue de l'accouchement.

LA FEMME EST EN TRAVAIL ; SON BASSIN EST DÉVIÉ.

A. Bassins qui ont au moins les dimensions du diamètre bi-pariétal (de 11 à 9 1/2).

Il faut faire 4 suppositions :

L'enfant se présentera ou :

1° Par le sommet ;

2° Par la face ;

3° Par l'extrémité pelvienne ;

4° Par l'épaule.

· Examinons ces différentes présentations.

1° *Présentation du sommet.*

Les dimensions du bassin n'étant pas au-dessous des diamètres de la tête, l'accouchement peut se faire spontanément ; il faut donc attendre.

Il faut attendre au détroit supérieur depuis le moment où l'orifice est dilaté, et ce temps de dilatation ne compte pas dans l'expectation ; parfois il sera très long, car, dans un vice du bassin, le col se dilate très lentement.

L'expectation cessera seulement quand on verra l'état de la mère ou de l'enfant péricliter.

Alors, il faudra intervenir.

Qu'y aura-t-il à faire ?

Ajouter une nouvelle force aux contractions et comprimer légèrement la tête : ces deux conditions sont réunies dans une application de forceps.

2° *Présentation de la face.*

Comme pour le sommet ; seulement on interviendra plus tôt, parce qu'on a moins à compter sur la terminaison spontanée.

3° *Présentation de l'extrémité pelvienne.*

Il faut ajouter une nouvelle force aux contractions utérines, et comprimer légèrement la partie fœtale : pour cela on exerce des tractions modérées sur les membres inférieurs. Le bassin sert alors d'anneau compresseur, et les tractions représentent la nouvelle force ajoutée aux contractions utérines.

Puis on extrait le fœtus comme dans la version.

4° *Présentation de l'épaule.*

Lorsque l'enfant est en travers, il est évident que la tête est aussi loin du détroit inférieur que des pieds.

Les auteurs ne sont pas d'accord sur ce qu'il faut faire.

Les uns veulent qu'on ramène les pieds, les autres, et M. Dubois en tête, ne veulent pas qu'on les ramène dans les cas de vices de conformation du bassin.

On est autorisé à tenter la version céphalique. Il est bien entendu que, si l'on n'y parvenait pas, on irait chercher les pieds.

B. *Bassins depuis le diamètre bi-pariétal, jusqu'au diamètre bi-temporal (de 9 1/2 à 6 1/2).*

a. Bassins de 9 1/2 à 8 (sommet).

L'accouchement n'étant pas matériellement impossible, il faut attendre tant que la santé de la mère ou de l'enfant ne périclite pas, puis application du forceps.

Réussira-t-on toujours? — Non. Si, à la première application du forceps, rien ne bouge, il faut s'arrêter; sans cela, on ferait éclater les symphyses sacro-iliaques, et la femme mourrait.

Au bout de quelques heures, l'utérus aura malaxé le fœtus, on tentera de nouveau l'application du forceps, on pourra essayer une 3e fois; si elle n'a pas réussi, on perforera le crâne de l'enfant.

C'est ici qu'il faut agiter la question de l'accouchement prématuré.

M. Dubois pense qu'il ne faut pas faire accoucher les femmes avant qu'un ou deux accouchements n'aient prouvé qu'elles ne peuvent pas accoucher. Il donne pour raisons qu'on en a vu quelques-unes accoucher spontanément et même à terme.

M. Pajot ne partage pas cette manière de voir; car l'accouchement prématuré est peu grave et n'expose nullement les jours de la femme. Si l'on attend, on l'expose à subir la céphalotripsie.

b. Bassins de 8 à 6 1/2.

L'accouchement spontané est bien rare; cependant il peut se faire. Il faut donc attendre encore, mais sans exposer en rien la vie de la mère. Celle de l'enfant perd beaucoup de ses droits ; car elle a peu de chances d'être conservée.

Au commencement de ce siècle, on faisait l'opération césarienne ou la symphyséotomie ; aujourd'hui, cette pratique est heureusement abandonnée. Après avoir attendu, si l'accouchement ne se termine pas, on applique le céphalotribe.

C. *Bassins au-dessous du diamètre bi-temporal (au moins 6 1/2 jusqu'à 0).*

Deux opinions :

L'une demande l'opération césarienne, l'autre la céphalotripsie. M. Pajot pratique cette dernière tant que le céphalotribe peut passer.

7° *Ruptures de la matrice.*

Elles consistent dans la solution de continuité du tissu utérin. — Plus fréquentes à la fin du travail, on peut cependant les observer pendant le travail. Ces accidents sont heureusement rares, car ils constituent toujours un très grand danger.

Le vagin peut aussi se rompre pendant l'accouchement.

Thrombus du vagin. — C'est un épanchement de sang se faisant dans le vagin et à l'orifice de la vulve. Il peut exister sur l'orifice utérin.

Il peut en résulter deux sortes d'accidents pendant l'accouchement : ou des hémorrhagies déterminées par la rupture de la tumeur, ou simplement un obstacle mécanique.

8° *Vices de conformation des parties molles. — Tumeurs de ces parties.*

Contentons-nous de les énumérer : Union des grandes et petites lèvres. — Persistance de l'hymen. — Cicatrices vicieuses. — Vices de conformation du vagin. — Œdème des grandes lèvres. — Tumeurs diverses, etc... etc...

9° *Résistance du périnée et de la vulve.*

Cette résistance est très fréquente chez les primipares fortes et bien musclées. Elle empêche l'accouchement de se terminer, ma'gré l'énergie des efforts utérins.

Il faut bien se garder, dans ces cas, qui se rencontrent souvent dans la pratique, de donner le seigle ergoté. Il y a urgence d'appliquer le forceps.

5*

La résistance du périnée détermine souvent des déchirures qui sont plus ou moins graves suivant leur étendue.

La résistance de la vulve, très fréquente également chez les primipares, peut retarder l'accouchement; elle tient à l'étroitesse. — On peut parer à cet inconvénient en faisant, de chaque côté de la commissure inférieure, de petites incisions, soit avec le bistouri, soit avec des ciseaux mousses.

B. **Accidents du côté du fœtus.**

Présentation de l'épaule.

Cette présentation n'est pas très commune. On en observe 1 sur deux ou trois cents accouchements.

La présence relative des positions dans cette présentation n'est pas bien connue,

On l'a établie un peu de convention. Sur 103 présentations de l'épaule droite, on trouve :

57 positions céphalo-iliaques gauches,
46   —   céphalo-iliaques droites.

Sur 83 présentations de l'épaule gauche, on en trouve :

34 en position céphalo-iliaque gauche,
53   —   céphalo-iliaque droite.

D'après ces chiffres, on serait en droit de conclure que, dans la présentation de l'épaule droite, la position dans laquelle la tête est à gauche serait la plus fréquente, et que dans la présentation de l'épaule gauche, ce serait le contraire.

Cependant, on a coutume de dire que, dans la présentation de l'épaule, les premières positions sont celles dans lesquelles la tête est à gauche.

Quelles sont les causes de la présentation de l'épaule?

Elles sont peu intéressantes, parce que l'accoucheur n'y peut rien.

Cependant, on a noté un défaut de rapport de volume entre le fœtus et la capacité du bassin; l'insertion du placenta sur l'orifice. Enfin, dans la grossesse gémellaire, on a remarqué que le 2ᵉ enfant se présentait souvent par l'épaule.

Diagnostic.

On ne peut reconnaître la présentation de l'épaule au début du travail, mais seulement la soupçonner. Le soupçon suffit, car, alors, l'attention est éveillée, et les accidents ne sont plus à craindre.

1° *A quels signes soupçonne-t-on cette présentation ?*

On la soupçonne en ce qu'en touchant la femme on ne sent rien.

Quelquefois on touche une petite partie fœtale qui flotte dans le liquide amniotique, et fuit quand on veut la presser. C'est le bras ou la jambe.

La poche des eaux est volumineuse, tendue, même dans l'intervalle des contractions.

On a dit que le diamètre transversal du ventre était plus étendu que le vertical.

Parfois, on sent, par le palper, deux tumeurs, l'une à côté de l'autre : c'est la tête et l'extrémité pelvienne.

2° *A quels signes la reconnaîtra-t-on ?*

Heureusement que le diagnostic n'a besoin d'être constaté que quand l'orifice est dilaté. Il a été décrit précédemment.

PRONOSTIC.

Très grave pour l'enfant, grave pour la mère.

On ne doit jamais compter sur un accouchement spontané. Cependant, on ne peut pas dire d'une manière absolue que l'accouchement ne se terminera pas spontanément, car il existe 3 modes de terminaison.

1° Evolution spontanée ;
2° Version spontanée ;
3° Sortie en double.

1° *Evolution spontanée.*

Dennemann avait vu que, dans quelques cas, la femme se débarrassait seule par un mécanisme très bizarre que M. Dubois a rapproché du mécanisme de la présentation du sommet.

Voici en quoi consiste ce mécanisme. Il y a 5 temps, comme dans le sommet :

1° *Amoindrissement des parties ;*

2° *Engagement ;*

3° *Rotation du fœtus ;*

4 *Dégagement successif ;*

5° *Rotation interne de la tête et externe du tronc.*

Les parties s'amoindrissent autant que possible et s'engagent autant que faire se peut ; puis l'épaule tourne de façon à venir placer sous l'arcade du pubis l'espace compris entre le cou et l'épaule. La tête est alors retenue par les branches ischio-pubiennes, et l'épaule se dégage.

L'utérus continuant à pousser, on voit, successivement se montrer le bras, l'aisselle, le flanc, la hanche, une fesse, puis l'autre, les membres inférieurs, puis les pieds.

Après le dégagement des pieds, la tête accomplit un mouvement de rotation interne dans lequel l'occiput vient se placer sous l'arcade du pubis.

2° *Version spontanée.*

C'est la substitution d'une autre présentation à celle de l'épaule.

La tête, pressée par les contractions, glisse le long des parois de l'utérus, et se présente à l'orifice.

La même chose peut se passer pour les pieds.

3° *Sortie en double.*

Les avortons seuls peuvent être expulsés de cette façon.

Malgré ces trois moyens, il ne faut jamais compter sur l'accouchement spontané.

Traitement.

Il faut distinguer :

1° Vous êtes appelé pour un accouchement où il y a lieu de soupçonner que l'enfant se présente mal. Il y a alors un ensemble de précautions à prendre.

Il faut immédiatement faire coucher la femme, puis ne plus la quitter.

On placera sous son siège un coussin dur, on lui interdira tout effort, tout mouvement.

Lorsque vous pratiquerez le toucher, faites-le avec la plus grande précaution.

Tout cela n'a qu'un seul but : empêcher les membranes de se rompre; car, moins il y aura de liquide autour de l'enfant, plus il y aura de difficultés pour l'accoucheur et de danger pour l'enfant.

2° Si l'orifice est dilaté, que les membranes ne soient pas rompues, que la présentation soit seulement soupçonnée, il faut, d'après M. Dubois, tout préparer pour une opération, puis rompre les membranes. Si alors on acquiert la certitude que l'on a affaire à une présentation de l'épaule, on continue l'opération; dans le cas contraire, on la suspend et on attend.

3° Supposons que le diagnostic soit connu, nous avons affaire à une présentation de l'épaule. Que faut-il faire?

La *version*. — Mais laquelle? L'école de Strasbourg voulait qu'on ramenât le fœtus par la tête. Elle s'appuyait sur ce que la tête n'est pas plus éloignée de l'orifice que les pieds, et sur ce que l'accouchement par l'extrémité pelvienne est plus dangereux pour l'enfant que l'accouchement par le sommet. C'est un raisonnement spécieux.

M. Dubois trouva que sur 60 cas environ de présentation de l'épaule, il n'y en avait eu que 27 qui pussent faire songer à aller chercher l'extrémité céphalique.

Admettons en outre que l'on ait réussi à placer la tête au détroit supérieur; mais, si les contractions cessent tout à coup, s'il arrive que des accidents nous forcent à terminer rapidement l'accouchement, que faudra-t-il faire ?

Aller chercher les pieds, ou appliquer le forceps.

On voit donc qu'il est plus simple de faire de suite la version pelvienne.

Il ne faut cependant pas proscrire la version céphalique, qui est bonne dans certains cas particuliers.

4° Une femme est en travail depuis 4, 5, 6, 7, 10 jours ; la présentation a été méconnue et il a été donné un peu d'ergot de seigle. On vous appelle au moment où le bras pend à la vulve. — Qu'allez-vous faire ? Établir d'une manière sûre la présentation et la position au moyen du bras sorti, puis presque tous les accoucheurs cherchent à réduire le bras, à le remettre dans l'utérus. C'est inutile, car il ressort presque aussitôt à la première contraction utérine.

Si ce bras n'est pas très gonflé, s'il a l'aspect ordinaire, on applique au poignet un lacs qui sert non pas à empêcher le bras de rentrer, mais de remonter sur les côtés de la tête ; puis on procède à la version.

5° Le bras est gonflé, obture les parties et rend l'opération impossible. Que faire alors ?

La version, si elle est possible ; l'embryotomie, dans le cas contraire. Il ne faut jamais amputer le bras sorti, car, si, après l'amputation, on parvient à faire la version et à avoir l'enfant vivant, c'est que l'opération n'était pas utile. Ce qui le prouve, c'est la vie même de l'enfant, qui certainement serait mort si la rétraction utérine avait été considérable. Or, la grande difficulté réside presque uniquement dans cette rétraction de l'utérus.

Avant de recourir à l'embryotomie, il faut user de quelques moyens pour diminuer la rétraction utérine.

On a vanté la saignée ; quelques auteurs conseillent même de la faire debout, afin d'amener la syncope ;

Le tartre stibié, afin de jeter la malade dans une prostration excessive ;

Le laudanum en lavement à la dose de 10, 15 gouttes répétées ;

L'injection dans la matrice d'un liquide mucilagineux pour aider l'introduction de la main (très mauvais) ;

Enfin, l'emploi des anesthésiques. M. Dubois pense qu'ils n'on, dans ce cas, aucune influence. Les Anglais soutiennent le contraire. On peut les tenter après les autres moyens.

S'il arrivait que l'enfant fût vivant, que la version fût impossible et que la femme fût en travail depuis plusieurs jours, M. Pajot ferait l'embryotomie sans hésiter.

Pour lui, l'opération césarienne, dans ce cas, est une monstruosité.

Présentations et positions vicieuses.

Les présentations de l'épaule ne sont pas les seules qui peuvent déterminer des accidents pendant l'accouchement. Il existe d'autres présentations et positions vicieuses, de même que des positions inclinées et irrégulières.

Sans nous étendre longuement sur ce sujet, citons les positions occipito-postérieures du sommet dans l'excavation, et les positions mento-postérieures de la face.

Procidences.

Accidents en général peu graves.

On appelle procidence la présence d'une partie accessoire au-dessus ou au-devant de la partie principale.

Procidence d'un bras.

On l'observe quand le bassin est large et la tête de l'enfant petite. On l'observe encore quand le bassin est mal conformé, car alors la partie fœtale ne bouche pas bien le détroit supérieur, et un bras peut s'engager.

DIAGNOSTIC.

Facile en général ; cependant, il peut être excessivement difficile.

Ainsi, il arrive quelquefois que dans un bassin de volume normal la procidence du bras empêche la tête de descendre et que le toucher ne donne rien.

Ces cas sont rares.

Pour diagnostiquer une procidence, on touche la partie fœtale, et on fait le tour avec le doigt. Sans cette précaution, on pourrait souvent se tromper.

Pronostic. — Généralement peu grave. Le bras n'empêche pas la tête de s'engager, et l'accouchement peut se faire, et même se fera ordinairement.

Cependant, le pronostic devient quelquefois très sérieux. Ainsi, on a vu des présentations de l'épaule se substituer à des présentations du sommet avec procidence d'un bras.

Traitement. — Réduire le membre.

Il existe deux procédés :

1° On se contente de soutenir la main pendant les contractions utérines, afin qu'elles pressent exclusivement sur la partie fœtale (tête). Cette partie descend alors, et comme le bras ne peut la suivre, puisqu'il est fixé, il arrive un moment où elle est plus basse que lui, et le membre est réduit. Cette manœuvre n'est pas facile à exécuter.

2° Ce procédé consiste à pousser avec deux doigts le bras au-dessus de la tête.

Si le travail ne marche plus et que le bras ne soit pas réduit, il faut appliquer le forceps sur la tête, sans prendre le bras entre les branches.

Si on ne pouvait pas réussir à cause de cette dernière condition, on n'en tiendrait plus compte et on agirait pour le mieux.

Procidence des 2 bras.

L'accouchement est très difficile. La règle est qu'il ne se fera pas.

On commence par réduire un bras, on cherche le plus facile, qui en général est le postérieur ; si on y parvient, on tombe alors dans le cas précédent. Si on échoue, on applique le forceps.

Procidence des membres inférieurs.

Procidence d'un pied. Accident très sérieux, parfois accouchement impossible. En effet, si la tête et les pieds sont poussés ensemble par les contractions utérines, comme le membre inférieur va en augmentant de bas en haut, il forme un véritable coin : aussi la tête et lui s'enclavent et ne peuvent sortir. On cherche alors à remonter le pied ; si on ne peut y réussir, on fait un lacs, on le porte dans les profondeurs des parties et on le fixe au membre inférieur. Une fois cela fait, on saisit fortement le lacs d'une main et on refoule la tête avec l'autre en attirant légèrement le pied.

Ce procédé ne vaut pas celui qui consiste à réduire le pied. Il ne doit être employé que dans le cas où l'autre est impossible.

Procidence des 2 pieds ; d'un pied et d'une main.

Il faut se conduire exactement comme dans le cas de procidence des deux bras, c'est-à-dire chercher à réduire un pied. Alors on tombe dans la procidence d'un pied ou d'une main seule.

Procidence du cordon.

La plus importante de toutes.

C'est la présence d'une partie du cordon entre la partie fœtale et le bassin, de façon à être comprimé.

Cet accident n'est pas très commun. Sur 33 cas de procidence du cordon, Mauriceau en a observé :

17 avec présentation du sommet ;
1 avec présentation de la face ;
9 avec présentation de l'épaule ;
3 avec présentation de l'extrémité pelvienne ;
3 avec la main et le pied.

Causes. — Très nombreuses.

La plus évidente, c'est l'abondance du liquide et la petitesse du fœtus. En effet, au moment où la poche des eaux se rompt, le liquide sort comme un flot, en entraînant le cordon.

On pourrait demander pourquoi il n'y a pas toujours procidence. Cela vient de ce que tous les cordons ne sont pas longs et de ce qu'en général l'anse qu'ils forment ne descend pas plus bas que la partie fœtale.

Les cordons longs sont donc une des causes de procidence. Nous pouvons encore noter l'absence de rapport entre la capacité du bassin et la partie fœtale. En effet, si le bassin est trop grand, la partie fœtale ne peut pas boucher hermétiquement le détroit supérieur, et le cordon s'échappe.

Les vices de conformation du bassin ne sont pas indifférents à cet accident.

Enfin, le rapprochement de l'une des extrémités du cordon aux environs de l'orifice.

Ce rapprochement a lieu dans 2 cas :

Dans la présentation de l'extrémité pelvienne, parce que l'ombilic est plus près de cet orifice que dans la présentation du sommet ;

Dans l'insertion du placenta aux environs de l'orifice.

DIAGNOSTIC.

La procidence du cordon peut se présenter dans deux cas :
1° Les membranes étant intactes ;
2° Les membranes étant rompues.

1° *Les membranes sont intactes.*

Le diagnostic est assez difficile. On sent un cordon roulant sous le doigt ; des battements non isochrones avec la circulation de la mère : battements qu'on ne peut confondre avec le pouls vaginal qui appartient à la circulation maternelle.

Si l'enfant est mort, ce dernier caractère manquera. Mais le diagnostic sera alors sans importance puisqu'il ne présente de gravité que pour l'enfant.

2° *Les membranes sont rompues.*

Le diagnostic est en général facile; cependant, il peut se faire qu'il soit impossible à établir. Ainsi, si la procidence est incomplète, que l'anse du cordon ne soit pincée que dans une petite étendue, par une partie élevée de la tête, on comprend que, le doigt ne rencontrant rien autour de la partie fœtale, le diagnostic soit alors excessivement difficile. Dans ces cas, l'auscultation seule, en nous révélant des anomalies dans la circulation fœtale, peut nous indiquer l'accident.

Il est clair que si le cordon pend au dehors, on n'aura pas de peine à diagnostiquer la procidence.

Cependant, il est quelquefois si défiguré qu'on ne le reconnaît pas de suite. Ainsi, quand l'enfant a souffert, qu'il a rendu le méconium, il devient vert. Quand l'enfant est mort depuis quelque temps, le cordon est infiltré à la partie inférieure et d'un rouge foncé.

Pronostic. — Très grave pour l'enfant, cependant à différents degrés.

L'enfant aura plus ou moins de chances de vivre :

1° Suivant le moment où la procidence apparaît. Si le cordon apparaît au moment où l'accouchement va se terminer, les dangers ne seront pas très grands.

2° Suivant que la femme est primipare ou multipare.

Chez la primipare, en effet, le périnée et la vulve sont rigides, longs à se distendre, et la compression peut durer longtemps.

3° Suivant le lieu : ainsi, vers l'angle sacro-vertébral, vers les symphyses sacro-iliaques, le cordon aura moins de chances d'être comprimé qu'ailleurs, à cause des inégalités, des vides que présentent ces parties.

De quelle manière l'enfant succombe-t-il ?

Les anciens croyaient que dans la procidence le froid s'emparait du sang, le coagulait et tuait l'enfant.

M. Velpeau, sans partager cette manière de voir, pense que l'air extérieur a une certaine influence sur la vie fœtale.

La véritable explication, c'est la compression; là encore, les auteurs ne sont pas d'accord. Les uns prétendent que la compression ne porte que sur les artères, et que les veines continuant à apporter du sang, le fœtus meurt d'apoplexie. Mais comment se fait-il que l'on trouve des enfants qui, sans avoir perdu une goutte de sang, sont blancs comme un linge?

D'autres ont dit que les parois de la veine étant très flexibles, faciles à déprimer, les veines seules étaient comprimées, que, par conséquent, le fœtus mourrait exsangue.

Mais alors comment expliquer l'état de ces enfants qui se présentent d'un rouge violet ?

MM. Pajot et Jacquemier ne partagent aucune de ces explications ; pour eux, le fœtus meurt asphyxié.

Traitement. — Il n'y a que des soins à prendre si l'on constate la procidence avec les membranes intactes. Il faut défendre à la femme de pousser.

Mais, quand les membranes sont rompues, que le cordon pend, il convient de le réduire. Comme cette opération est difficile, on a imaginé plusieurs procédés. Le plus simple consiste à prendre le cordon avec deux doigts et à le monter au-dessus de la partie fœtale. On a imaginé une quantité d'instruments porte-cordons. Ils ne servent pas à grand'chose, car la difficulté n'est pas de réduire, mais de maintenir la réduction.

Quand la procidence se reproduit, il faut déterminer l'accouchement le plus promptement possible. Pour cela, deux moyens :

Version ou forceps.

La version est très grave pour l'enfant, et sérieuse pour la mère : aussi M. Pajot ne veut l'employer que dans les cas où l'on ne peut faire autre chose ; il conseille donc le forceps.

Il y a un autre procédé qui consiste à introduire la main dans les parties, à saisir le cordon et à aller l'accrocher aux pieds du fœtus. M. Dubois adopte ce procédé. Cet auteur a fait voir l'énorme différence qui existe entre lui et la version. En effet, ce qu'il y a de dangereux dans cette dernière, c'est le 3e temps ou l'extraction du fœtus.

La meilleure conduite est l'application du forceps.

Cependant, malgré tous vos soins, vous perdrez souvent des enfants dans des cas de procidence.

La brièveté du cordon, les monstruosités, l'hydrocéphalie sont encore des accidents du côté du fœtus; mais ils sont heureusement rares.

Il existe certaines autres causes de dystocie dues au fœtus et qu'il nous faut citer ; ce sont : les grossesses gémellaires, les adhérences fœtales, et les grossesses extra-utérines.

Enfin l'augmentation de volume du fœtus (hydrocéphalie, tumeurs fœtales, etc...) peuvent compliquer l'accouchement et déterminer des accidents.

C. *Du côté des annexes.*

Dystocie due aux annexes. — Les accidents de cette nature sont surtout occasionnés par les anomalies du cordon.

1° Il est trop court.

2° Il est trop long.

3° Il présente des circulaires.

4° Il présente des nœuds.

5° Il est procident. (Voir plus haut, au chapitre des Procidences.)

Ces différentes anomalies nécessitent toute une intervention spéciale, qu'il serait trop long de décrire.

Accidents de la délivrance.

Inertie de la matrice.

Hémorrhagie.

Rétention du délivre.

Renversement de la matrice.

A. — *Inertie de la matrice.*

Il faut que l'utérus se rétracte pour que le placenta se décolle et qu'il n'y ait pas d'hémorrhagie.

L'inertie s'observe surtout chez les femmes qui sont accouchées très vite ou très péniblement. Cet accident est également à craindre chez celles qui ont eu beaucoup d'enfants.

Le *diagnostic* est très facile. Il suffit de s'habituer à porter la main sur le ventre d'une femme dont l'utérus se rétracte. Quand il y a inertie, au lieu d'une tumeur dure, résistante, on trouve une masse mollasse.

Si le placenta n'est pas décollé, ce sera le seul phénomène qui vous fera connaître l'accident.

Le *pronostic* ne sera nullement grave si le placenta n'est pas décollé ; au contraire, il le sera excessivement s'il l'est en partie ou en totalité.

Traitement. — Prophylactique. M. Dubois veut que, chez les femmes multipares qui ont l'habitude d'accoucher très rapidement, on administre quelques grains d'ergot avant la sortie du fœtus, afin que son action se porte sur l'utérus après la sortie du produit (très bon).

Mais, quand on vous fait demander parce que l'accident existe déjà, que faut-il faire?

Frictionner l'utérus, le masser ; si cela ne suffit pas, donner l'ergot à haute dose (2 grammes en 4 paquets).

B. — *Hémorrhagie.*

Quand le placenta a été décollé en partie ou en totalité, ce n'est plus le pronostic de l'inertie, mais de l'hémorrhagie.

Il y a un moment où l'accouchement est physiologiquement sanglant : c'est au moment de la délivrance.

Mais cet écoulement est bien variable de quantité suivant les femmes. Il y en a qui perdent peu, d'autres beaucoup. Comment donc savoir si l'hémorrhagie devient morbide?

On sait qu'au moment où on extrait le délivre, la femme perd un flot de sang. Si on prend une serviette et qu'on essuie le périnée, il ne coule plus rien. Pour une perte, au contraire, l'écoulement continue.

L'hémorrhagie externe est donc facile à reconnaître.

L'hémorrhagie interne est plus difficile à diagnostiquer. En général, elle est moins considérable. Les symptômes généraux sont : le sentiment d'une douleur pareille à une contraction utérine ; une chaleur douce ; une augmentation de l'utérus ; enfin, quand on introduit le doigt, on trouve des caillots ou le placenta qui obturent l'orifice. Si on les enlève, le sang coule en dehors.

Traitement.

Tout d'abord, rester calme, enlever les oreillers de dessous la tête et les passer sous le siège. Faire ouvrir portes et fenêtres.

Puis, on fait apporter de l'eau froide. On trempe dedans des serviettes que l'on applique sur le ventre et les cuisses de la femme, après les avoir bien tordues.

On administre 3, 4 grammes d'ergot. En même temps, on introduit la main jusqu'au fond de l'utérus, on en extrait tous les caillots, et on titille les parois utérines. De l'autre main, on frictionne le ventre.

Il est rare que la perte ne se calme pas un peu.

Cependant, elle peut bientôt recommencer. On a alors conseillé l'introduction d'une vessie de porc dans la cavité intérieure, et son insufflation. Mais ce moyen ne vaut rien, parce qu'il n'est que temporaire, et va contre la rétraction de la matrice.

On a encore préconisé un citron exprimé dans l'utérus ou un linge vinaigré ; mais il faut craindre les inflammations, si faciles chez les accouchées.

Il ne faut jamais employer le tampon dans les hémorrhagies qui compliquent la délivrance.

La compression de l'aorte a été conseillée dans ces derniers temps. M. Jacquemier croit que ce moyen, loin d'arrêter l'hémorrhagie, l'augmente ; mais M. Dubois, qui l'a expérimenté, affirme qu'il a vu, par la compression de l'aorte, l'hémorrhagie cesser.

Enfin, un dernier moyen, c'est la transfusion du sang.

C. — *Rétention du délivre.*

Cet accident n'est pas rare ; le délivre peut être retenu :

1° *Par son propre volume.* — Ordinairement le poids normal est de 5 à 600 grammes ; mais, dans les cas d'hypertrophie, il a pu aller jusqu'à 1,200.

2° *Par son volume augmenté des parties accessoires, telles que caillots.* — En effet, quelquefois ces caillots s'amassent dans la cavité des membranes, et se trouvent compris entre leurs feuillets, lorsqu'ils se retournent en parasol.

3° *Par le cordon rompu.* — Pour extraire le placenta dans ces cas, il faut faire des tractions méthodiques. Ainsi, on tirera en bas et en arrière, puis en avant, en un mot, suivant les axes. Il faut avoir soin de faire ces tractions avec ménagement, et de s'arrêter aussitôt qu'on entend craquer, puis de recommencer en changeant de direction.

Quand le cordon a été rompu, il l'a été soit par vous-même, soit par une personne étrangère, si l'accident est accompli quand on vous fait demander.

Dans les 2 cas, il faut conserver son sang-froid, puis enfoncer sa main dans l'utérus, en prenant le cordon pour guide quand il n'est pas rompu tout à fait, et aller chercher le placenta. On l'empoigne alors en faisant entrer ses ongles dedans et, au moyen de tractions ménagées, on l'amène à l'orifice.

Dans le cas où la rupture du cordon serait complète, on agirait de la même manière ; seulement, le placenta serait un peu plus difficile à trouver, car on n'aurait plus de cordon pour guide.

4° *Par une contraction spasmodique de l'utérus.* — Cet organe représente alors une gourde à 2 cavités, l'une formée par le col, l'autre par le corps. Cet accident se montre chez les femmes très pléthoriques, qui n'ont pas eu beaucoup d'enfants.

Quand le placenta est décollé, que le cordon est intact, qu'on éprouve de grandes difficultés dans les tractions, qu'on trouve par le toucher l'orifice resserré comme par un cercle de fer, on peut conclure qu'on a affaire à une contraction spasmodique : car ce n'est ni le volume du délivre, ni la rupture du cordon qui peuvent présenter de tels phénomènes.

Cet accident n'est pas très grave ; il faut attendre 24, 36 et 48 heures ; s'il ne survient aucune chose, on aide beaucoup à la guérison par une saignée, l'opium, les injections, le repos et le temps.

Il faut surtout se garder de chercher à délivrer, car on pourrait rompre la matrice.

5° *Par l'enchatonnement du placenta.* — Quand la rétraction qui accompagne la sortie du fœtus ne se fait pas d'une manière uniforme, il peut arriver que tout l'utérus se rétracte, excepté le point où le placenta lui est accolé. Alors, cet organe est comme dans une loge d'où il ne peut sortir.

On a dit également que cet accident pouvait se faire d'une manière inverse.

Le diagnostic est difficile. On reconnaîtra cet enchatonnement quand, en touchant, on ne trouve pas le placenta sur l'orifice, et que. par les tractions sur le cordon, le délivre ne descend pas. On plonge alors la main dans l'utérus en suivant le cordon, et l'on sent l'orifice étroit qui sépare les 2 loges. On extrait comme précédemment.

6º *Par des adhérences anormales entre le placenta et l'utérus.* — Très rare; il faut agir avec beaucoup de prudence, car il y a alors à craindre d'invaginer l'utérus. Cet accident se reconnaîtra en ce qu'après chaque traction, le délivre remontera par l'élasticité de la matrice. Cependant, pour établir un diagnostic sûr, il est bon de plonger sa main dans la matrice. Une fois la main introduite et la maladie connue, on décolle comme précédemment, en se rappelant que, si les parties sont trop adhérentes, il faut redoubler de précaution, et même les y laisser si elles sont petites.

CONSIDÉRATIONS GÉNÉRALES SUR LA DÉLIVRANCE, QUAND IL Y A ACCIDENT.

Toutes les fois que, par une cause quelconque, le placenta est retenu dans l'utérus, il faut faire immédiatement la délivrance artificielle.

La preuve repose sur les statistiques :

Sur 63 femmes délivrées artificiellement par Buck, 6 seulement sont mortes;

Sur 35 non délivrées, 30 sont mortes;

Sur 568 délivrées artificiellement par Rieck, 62 seulement sont mortes;

Sur 32 non délivrées, 29 sont mortes;

Sur 118 femmes délivrées artificiellement par Meisner, 4 sont mortes.

Il faut donc faire tous ses efforts pour délivrer, à la condition cependant qu'on ne produira pas d'accidents plus graves.

Il faut attendre quelques heures, parfois quelques jours.

D. — *Renversement de la matrice.*

Causes. — Flaccidité de l'utérus, tractions immodérées sur le cordon (principale), chute, efforts; enfin, on a dit que quelquefois le fœtus agissait sur le fond de l'organe comme le piston d'une pompe.

Diagnostic. — (Difficile.) On introduit une sonde dans la vessie, et un doigt dans le rectum. Si la pulpe du doigt rencontre la sonde, il est clair que l'organe interposé ordinairement n'est plus à sa place, et qu'il y a invagination. On est sûr alors que l'organe que l'on a sous les yeux, c'est l'utérus lui-même.

Pronostic. — Varie suivant qu'on ne fait rien ou qu'on agit. Si l'on ne fait rien, la mort est à peu près certaine, soit sur-le-champ, soit avec le temps. Elle arrive à la suite de pertes considérables.

Traitement. — Il faut réduire la matrice. Quand l'accident vient de se produire, la réduction est ordinairement facile.

Mais si le délivre n'est pas décollé encore, faut-il délivrer, et réduire ensuite? Les auteurs ne sont pas d'accord. M. Pajot pense qu'il faut réduire sans délivrer, si la chose est possible, car on ne s'expose pas, en suivant cette marche, à une hémorrhagie inévitable si on a délivré avant de réduire; puis, une fois la matrice en place, vous sollicitez les contractions, et la délivrance naturelle s'opère.

Comment réduire?

Deux procédés. Les uns veulent qu'on réduise en fermant la main en cône et en plaçant son sommet sur la partie plus déclive, de façon à refouler d'abord les parties sorties les premières.

Les autres veulent qu'on embrasse toute la partie qui fait procidence, et qu'on fasse rentrer les premières les parties sorties les dernières.

Quel que soit le procédé, il faut laisser la main dans l'utérus jusqu'à ce qu'elle se sente chassée par les contractions, car, sans cela, l'accident pourrait se reproduire. On s'assurera aussi, en plaçant la main sur le fond de l'organe, qu'il n'est pas déprimé ou en cul de fiole.

Il arrive qu'on est appelé plusieurs heures après l'accident, et que le gonflement est si considérable qu'on ne peut essayer la réduction.

On a alors conseillé les sangsues, les calmants. Une fois l'engorgement un peu dissipé, on tente la réduction.

Accidents de l'enfant au moment de la naissance.

Quand un enfant vient au monde, il doit crier, à moins qu'il ne soit mort ou dans un état de mort apparente, ou mal développé, ou un monstre.

Mort apparente.

On entend par là une confusion de plusieurs états. Les uns ont vu une apoplexie, d'autres une syncope, d'autres un état anémique, d'autres enfin un état d'asphyxie.

Il y a deux aspects bien tranchés. Dans l'un, l'enfant vient au monde violacé, surtout à la face ; les membres sont flasques, mollasses ; l'enfant ne respire pas ; il y a le plus souvent, non toujours, des battements du cœur, mais ils sont plus lents, 60 à 80.

L'enfant a bien l'aspect apoplectique.

Dans l'autre forme, l'enfant est pâle, tout à fait décoloré ; les lèvres seules sont un peu bleuâtres, les membres sont flasques, l'enfant ne respire pas, ne crie et ne présente pas le plus souvent de battements du cœur.

On a appelé le premier état, apoplexie ; — le second, anémie, syncope.

Ces accidents se produisent dans les accouchements très longs, lorsque les membranes sont rompues depuis longtemps et que les eaux sont écoulées ; dans les cas de procidence, d'opérations obstétricales.

M. Pajot pense que c'est un seul et même état sous deux aspects différents.

Sauf le cas où la congestion est due à l'étranglement par les parties génitales ou par le cordon, les 2 états que nous avons décrits sont de l'asphyxie.

M. Pajot a remarqué, dans plusieurs cas d'asphyxie d'adultes, que les individus qui étaient restés longtemps à s'asphyxier avaient la face violette ; que ceux au contraire chez qui l'asphyxie avait été très prompte présentaient un cadavre pâle comme un linge.

Appliquant ces faits à la clinique, il a vu que quand très peu de temps avant l'accouchement on avait entendu les bruits du cœur et que l'enfant arrivait à l'état de mort apparente, il était pâle ; qu'au contraire, quand, 2 ou 3 heures avant l'accouchement, on n'entendait plus les bruits du cœur ou que déjà l'enfant avait rendu le méconium et arrivait à l'état de mort apparente, il était très violet.

Ainsi donc, c'est un seul et même état, l'asphyxie.

Pronostic. — Toutes les fois que l'enfant est congestionné, il y a plus de chances de le rappeler à la vie. Il arrive que, chez certains enfants, le cœur bat de plus en plus fort sous l'influence des soins que vous leur donnez. La vie paraît renaître en eux ; mais c'est un espoir trompeur ; ils meurent aussitôt que vous cessez les moyens médicaux.

Traitement. — Dans la forme apoplectique, il faut se hâter de couper le cordon, mais à 6 ou 8 pouces de l'ombilic ; puis, on laisse saigner. Il ne faut pas insister sur la saignée ombilicale jusqu'à ce que l'enfant soit devenu pâle, car il ne cessera d'être congestionné que quand la respiration se rétablira. Si on veut saigner l'enfant une deuxième fois, on coupera un peu du cordon. En général, 1 ou 2 cuillers de sang doivent suffire. Il faut, immédiatement après la saignée, appliquer une ligature sur le cordon ; puis passer des barbes de plume dans la bouche, les fosses nasales, mettre du vinaigre dans le creux de la main et frictionner la poitrine de l'enfant, l'envelopper de linges chauds, la face à découvert, lui donner un demi-bain. S'il ne revient pas à la vie, le fustiger ; le porter à l'air frais. Si tous ces moyens ont échoué, il faut pratiquer l'insufflation pulmonaire.

Dans la forme syncopale, avant de couper le cordon, on le lie, puis on enveloppe l'enfant avec un linge chaud, on lui frictionne les membres avec de la flanelle, devant un feu clair, et on le met dans un bain complet. Si cela ne suffit pas, on excite les muscles de la poitrine, on opère la succion sur le mamelon gauche, en suivant le conseil de Desormeaux ; on applique sur la poitrine une douche alcoolique.

Enfin, on arrive à faire l'insufflation pulmonaire.

On peut aussi, à la fin, administrer un lavement avec du sel commun.

CHAPITRE IV.

OPÉRATIONS OBSTÉTRICALES.

Divisées en opérations manuelles et en opérations exécutées avec des instruments.

Ces dernières se divisent elles-mêmes en celles faites avec instruments mousses, et celles faites avec des instruments aigus.

A. — Opérations manuelles.

Elles sont plus difficiles que les opérations avec instruments.

Version pelvienne ou podalique.

C'est une opération qui consiste à aller chercher les pieds du fœtus et à les ramener à l'ouverture de l'utérus.

Pour pratiquer la version, il faut certaines conditions :

1° Que l'orifice utérin soit dilaté ou dilatable ;

2° Que la partie fœtale qui se présente, surtout si c'est la tête, n'ait jamais franchi l'orifice de la matrice.

La tête sortie, par exemple, on ne pourrait la faire rentrer sans briser la matrice. Quand c'est l'épaule qui est dehors, on comprend qu'avec sa forme on puisse encore la refouler dans l'utérus, et puis d'ailleurs, dans cette présentation, il n'y a pas d'autres ressources que de tenter la version avant d'arriver à l'embryotomie.

3° Il ne faut pas qu'il existe de disproportion notable entre le fœtus et le bassin.

4° Enfin, il est fort désirable que les membranes ne soient pas rompues.

Quels sont les accidents pour lesquels il faut faire la version ?

On fait la version pour des accidents du côté de la mère ou du côté de l'enfant.

Du côté de la mère : Pour inertie utérine (rare) ; pour hémorrhagie ; quelques auteurs dans les cas de convulsions ; — pour rupture de matrice.

Du côté de l'enfant : Dans les cas de présentation de l'épaule, de n'importe quelle procidence.

Enfin, en général, toutes les fois que la vie de la femme ou de l'enfant est en danger et qu'un accouchement terminé promptement peut le faire disparaître.

Voyons cette opération en elle-même.

Soins préparatoires et 3 temps.

Soins préparatoires. — Ils sont d'une grande importance, car l'accoucheur, une fois le bras entré dans les parties, ne peut allé-chercher ce qui manquerait.

On prévient la femme qu'il faut l'accoucher, car elle ne le ferait pas seule, et son enfant souffre. Puis, on confie aux intéressés que l'opération est grave, surtout pour l'enfant.

Alors on dispose la femme et on distribue les aides.

La femme est placée en travers du lit, la tête appuyée sur des oreillers et les pieds soutenus de chaque côté par des aides.

Il faut avoir grand soin que le siège de la femme déborde le lit. Quand le lit est trop bas, on opère à genoux ; mais il est préférable d'opérer debout.

On place un aide de chaque côté des cuisses de la femme et un autre sur le lit (le mari ordinairement), pour empêcher la malade de reculer. Enfin, un 4e aide sert l'accoucheur.

On vide la vessie et le rectum. On a préparé d'avance linge, fil, ciseaux, plumes, tout ce que nous avons indiqué pour l'accouchement, de plus 1 ou 2 lacs.

Tout cela fait, il faut procéder au choix de la main qui va opérer. On touche la femme ; on reconnaît de nouveau la présentation et la position.

Dans les positions occipito-iliaques gauches, on emploie la main gauche, ou plutôt : se servir de la main dont la paume s'applique le mieux à la face antérieure du produit.

Ici, nous allons supposer que c'est le sommet qui se présente, qu'il y ait des hémorrhagies très graves et qu'il faille terminer l'accouchement.

On ôte son habit, on retrousse sa manche, on graisse la main sur la face dorsale seulement, ainsi que l'avant-bras, car on ne sait pas jusqu'où on pénétrera ; quelquefois seulement le poignet, quelquefois jusqu'au coude.

Alors, deux précautions à prendre :

1° Attendre qu'il n'y ait pas de contractions utérines, ne faire pénétrer la main que pendant les mouvements de calme, et la mettre à plat pendant les contractions ;

2° Placer l'autre main sur le fond de l'utérus, afin d'éviter de déchirer les attaches de la matrice au vagin.

1er *Temps.*

La main est placée en cône, les doigts réunis ; on la fait pénétrer à l'aide de petits mouvements de circumduction et en se laissant guider par la direction du canal. Arrivé à l'orifice de l'utérus, il se présente 2 cas : ou les membranes sont rompues, ou elles ne le sont pas. Si elles ne le sont pas, des accoucheurs conseillent de les rompre au centre, d'autres à la partie inférieure ; enfin, une 3e catégorie préfère les décoller.

M. Pajot croit que ce dernier procédé est le meilleur quand il est possible. Il est, du reste, excessivement difficile.

Pour pénétrer dans l'utérus, M. Dubois enseigne de ne mettre aucune hésitation, mais seulement de la douceur.

Ceci est très important, car si vous hésitez, peut-être ne pourrez-vous plus achever l'opération.

Arrivé à l'orifice de l'utérus, si la tête vous gêne, vous la repoussez doucement du côté de l'occiput.

Par où faut-il passer ?

Il y a deux voies. Les anciens et M. Velpeau veulent qu'on fasse passer la main sur le plan latéral et postérieur du fœtus, qu'alors on monte peu à peu jusque sur l'extrémité pelvienne et de là aux pieds qu'on saisit. Ils disent que ce chemin est sûr et qu'il n'y a pas à craindre de prendre une main pour un pied. Mais cette route est trop longue, et dans les cas difficiles on a de la peine à saisir les pieds. Cependant c'est un bon procédé.

Une autre méthode consiste à aller chercher les pieds par la voie la plus courte: c'est la version brusquée de Mme Lachapelle.

Nous voilà aux pieds : faut-il les saisir tous les deux ? ou lequel faut-il prendre ? Quand on le peut, on prend les deux; mais généralement on ne peut le faire ; d'ailleurs, ce n'est pas nécessaire.

On en saisira un. Quant au choix, cela n'a pas grande importance. M. Cazeaux veut le pied antérieur ou sous-pubien. M. Velpeau conseille de saisir le postérieur. La raison de M. Cazeaux, qui est celle donnée par Mme Lachapelle, c'est que, quand on a le pied antérieur, on peut bien tirer en arrière, ce qui facilitera beaucoup le rôle des parties qui sont au détroit supérieur. M. Velpeau dit qu'on a plus de facilité, avec son procédé, à avoir le dos en avant. En résumé, on fait comme on peut.

Vous avez un pied : comment le saisir? La bonne règle est de le saisir solidement, à pleine main ou entre les doigts, en fermant les doigts par-dessus.

Ce 1er temps ne peut s'exécuter que dans les moments de calme. Sitôt qu'il survient une contraction, arrêtez-vous et mettez la main à plat. Il est ordinaire que l'introduction de la main réveille les contractions.

2e *Temps*.

Evolution; pelotonnement (Dubois) ; rotation (Velpeau).
Il s'exerce pendant le calme.

On fait des tractions sur le membre en cherchant à le ramener au vagin et à la vulve. On a conseillé, pendant ces tractions, de faire des manipulations sur le ventre.

3e *Temps*.

Comme nous l'avons vu, on peut se contenter d'un pied : je fais sur lui des tractions suffisantes; si ça ne vient pas, je vais chercher l'autre. D'ailleurs, les tractions sur un pied peuvent aider à amener l'autre.

Dès que le pied est à la vulve, on prend un linge chaud et on entoure le membre ; alors le 3e *temps* commence. Ce temps est le temps de traction, qui ne doit se faire que pendant les contractions. Ces tractions doivent commencer un peu après et finir un peu avant les contractions.

Car, si on tire avant les contractions, les 2 bras se redressent de chaque côté de la tête défléchie, et alors, plus vous tirez, moins ça vient ; tandis que si vous tirez au moment des contractions, l'utérus pressera de toutes parts, empêchera la tête de se défléchir et les bras de se relever.

Pour faire les tractions, il faut tirer en bas en exécutant des mouvements de latéralité et en remontant le linge peu à peu.

Puis, on place l'index dans l'aine du fœtus (Dubois) pour aider à faire les tractions. On continue alors celles-ci, en s'efforçant de ramener le dos en avant. Enfin le membre est dégagé ; dès que le cordon ombilical a passé, on examine s'il est tiraillé ; dans ce cas, on le saisit avec 2 doigts et on fait une anse ; on continue encore les tractions et les mouvements de latéralité, alors les bras viennent. Une fois cela fait, la tête exécute un mouvement de rotation qui fait rendre l'occiput sous la symphyse. — Dans cette position, il suffit à la femme de pousser. Nous venons de supposer une présentation du sommet. Appliquons maintenant ce que nous avons dit aux autres présentations.

Dans la présentation de la face, la version est la même que dans celle du sommet.

Dans l'extrémité pelvienne, ce n'est pas, à proprement parler, une version ; c'est le 1er et le 3e temps seulement, c'est-à-dire l'introduction et l'extraction. Les règles sont comme précédemment.

Quant à la présentation de l'épaule, ce n'est pas une version complète, car le mouvement de pelotonnement a déjà commencé. Quant au choix de la main, ce n'est plus la même règle ; il n'y en a même pas. Les auteurs disent : On emploie la droite pour l'épaule droite, la gauche pour l'épaule gauche ; mais cette règle n'est pas rigoureuse ; on prendra celle qui est la plus commode.

Pour les autres règles, elles sont les mêmes que précédemment.

Quant aux pieds, M. Velpeau veut qu'on prenne le supérieur ; car, si on amène l'inférieur et qu'on tire dessus, on fait venir le membre dans l'abduction ; tandis que, en amenant le membre supérieur, on l'amène dans l'adduction, mouvement plus étendu que l'autre.

En pratique, cela se fait rarement ; en effet, le membre inférieur se rencontre beaucoup plus facilement et on ne le lâche pas pour aller chercher l'autre. Tout le reste est comme précédemment.

a. *Difficultés que peut présenter la version.*

1er *temps*. — Vous avez reconnu la présentation, mais vous ne trouvez pas la position ; or, c'est cette dernière qui indique le choix de la main ; vous êtes donc arrêté. Que faire ? on se sert de la main dont on a le plus d'habitude, la droite en général.

Cependant, Mme Lachapelle voulait, pour le sommet, qu'on se servît plutôt de la main gauche, parce que l'occipito-iliaque gauche est la position la plus commune.

Du reste, si la main que vous aurez introduite ne convient pas, vous la retirerez et introduirez l'autre.

b. *Etroitesse vulvaire.*

Si elle provient d'accidents, de brûlures, par exemple, il faudra débrider.

c. *Rétraction de l'orifice.*

On cherche à la combattre comme nous l'avons vu dans la présentation de l'épaule : saignée, opium...

Cette rétraction peut aussi siéger dans le corps. Les moyens précédents appliqués, il faut alors, d'après M. Dubois, ne jamais passer sur le dos du fœtus, qui est si lisse que l'utérus s'applique entièrement sur lui, mais passer en avant où se trouvent des vides qui permettent à la main d'arriver plus facilement aux pieds.

2e *temps*. — Les difficultés ne tiennent qu'à la rétraction de l'utérus, et nous venons d'en parler tout à l'heure.

Les mêmes moyens que précédemment, surtout beaucoup de douceur.

3e *temps*. — *a.* Vous avez amené un pied, vous exercez des tractions et ça ne vient pas ; alors, on applique un lacs sur ce pied, on maintient ce lacs et on regarde de quel côté est le gros orteil du pied sorti, ce qui nous fait connaître la position de l'autre, qu'on trouve et qu'on tire alors très facilement.

b. Il arrive parfois que, la tête étant à l'orifice, le pied qu'on amène faisant corde à nœud avec elle, l'accouchement devient impossible. Vous cherchez alors à remonter la tête ; si vous vous apercevez que la main ne peut plus suffisamment la remonter, vous prenez un lacs-que vous enfoncez jusqu'au pied et vous le passez au-dessus de la malléole. Vous pouvez alors tirer ce lacs d'une main en élevant la tête de l'autre.

c. Il arrive rarement que le dos, au lieu de tourner en avant, paraît vouloir tourner en arrière. Dès qu'on s'en aperçoit, il faut imprimer un léger mouvement de rotation au tronc. Ce mouvement de rotation doit porter sur une spirale très allongée (très important pour la vie du fœtus).

d. *Redressement des bras.*

Plus vous tirerez, moins ça viendra. Le fœtus est toujours entouré d'un linge chaud ; vous commencez par le bras postérieur, parce que dans le bassin il y a plus de place en arrière qu'en avant, et que le bras postérieur est plus facile à dégager, ce qui donnera de la place pour le plus difficile.

Pour cela, on prend la main la plus commode, on place sur l'avant-bras qui n'opère pas le fœtus, et on lui soulève le tronc ; puis, repliant l'annulaire et le petit doigt, on glisse le médius et l'index sur la face externe et postérieure du bras, le pouce sous l'aisselle ; alors vous ramenez le bras sur la face antérieure, puis sur la poitrine, sans quoi on déchirerait l'articulation scapulo-humérale. Pour l'autre membre, on change d'avant-bras, on abaisse le fœtus, et on saisit le bras comme précédemment, puis on l'amène.

e. Quand la tête reste seule à dégager, il peut se faire qu'elle soit trop volumineuse, qu'il n'y ait plus de contractions. Or, la tête est alors en travers, elle ne peut donc sortir, car la nature prend soin de faire exécuter un mouvement de rotation. Il faut donc imiter la nature.

Deux procédés :

Mᵐᵉ Lachapelle veut qu'on glisse deux doigts d'une main sur la joue du fœtus, et deux autres de l'autre main sur la tempe du côté opposé. On imprime alors le mouvement de rotation.

Dans l'autre procédé, on applique 1 ou 2 doigts sur une oreille et 1 ou 2 autres sur l'autre oreille. Ce procédé est assez facile, mais ne donne pas beaucoup de force.

f. Je suppose que la tête soit défléchie : plus vous tirez, moins ça sort. Dans ce cas, on glisse deux doigts dans la bouche, deux autres en fourche sur l'occiput, puis on abaisse le menton en tirant en avant ; enfin, on remonte le dos du fœtus sur le ventre de la mère.

g. On a amené le fœtus par les pieds, le dos est en arrière ; la tête est toujours dans les parties, mais elle peut être fléchie ou défléchie. Que faire ? On la dégage de deux façons différentes. Si la tête est fléchie, vous mettez deux doigts dans la bouche du fœtus ; deux autres, derrière l'occiput, puis vous portez le dos du fœtus sur le dos de la femme. Les sous-occipito-mentonnier, frontal, bregmatique, vont successivement se dégager.

Quand la tête est défléchie, il faut dire à la femme de pousser, et puis renverser le ventre du fœtus sur celui de la mère.

Les diamètres qui se dégagent sont : les trachélo-sous-occipital, trachélo-occipital, trachélo-bregmatique, trachélo-frontal, puis dégagement.

h. Quelquefois les bras se redressent derrière la nuque et se trouvent presque entre elle et la symphyse. Ils peuvent aussi être redressés en arrière, mais par en bas. Pour faire la manœuvre, il faut d'abord savoir dans quel sens le bras a été redressé. Or, quand il l'a été par en haut, la pointe de l'omoplate est éloignée de la colonne vertébrale. Quand, au contraire, il l'a été par en bas, la pointe inférieure de l'omoplate est alors très rapprochée de la colonne vertébrale.

Résultats de la version pelvienne pour la mère et pour l'enfant.

C'est une opération très grave pour l'enfant : 1 mort sur 3.
Quant à la mère, on n'a pas encore fait d'évaluation certaine.

B. — *Opérations avec instruments.*

Forceps.

Dans un forceps, il y a deux branches : l'une a un pivot, c'est la branche mâle ou branche gauche, l'autre une mortaise, c'est la branche femelle ou branche droite.

Quand les 2 branches sont accrochées, on voit qu'il y a une grande et une petite courbure. C'est un Anglais qui inventa le forceps vers 1660 ; mais il a été surtout perfectionné par Levret, qui l'a rendu tel que nous l'avons aujourd'hui.

Conditions dans lesquelles on peut appliquer le forceps.

Il faut que l'orifice soit complètement dilaté ; que les membranes soient rompues ; que l'instrument s'applique sur la tête. A la rigueur, on pourrait l'appliquer sur l'extrémité pelvienne ; mais il glisse facilement.

Accidents dans lesquels on doit appliquer le forceps.

Du côté de la mère :
1° Inertie utérine.
2° Hémorrhagie.
3° Convulsions.
4° Rupture utérine et thrombus du vagin (très rare).
5° Quand la femme présente quelque cas pathologique que la longueur du travail et des efforts violents peuvent aggraver, tels que hernie, affections du cœur, du cerveau (Moreau).
6° Vices de conformation du bassin.
Du côté de l'enfant :
1° Procidence du cordon, des membres ;
2° Brièveté du cordon :
3° Volume considérable ;
4° Enfin, toutes les fois que la vie de la femme ou de l'enfant étant en danger, on pourra le faire disparaître en terminant promptement l'accouchement.

APPLICATION.

Soins préparatoires. On place la femme comme pour la version ; on vide la vessie et le rectum. Aides moins utiles que dans la version. Dire à la femme qu'on va l'accoucher, et mettre sa responsabilité à couvert en prévenant les intéressés du danger de l'opération.

On chauffe l'instrument sans le montrer à la femme ; puis on graisse la face externe seulement. Une alèze est placée en bas du lit, les deux branches du forceps dessus.

Il y a deux grandes classes d'applications de forceps : celle du détroit supérieur ; celle du détroit inférieur ou dans l'excavation. Quand on sait cette dernière, on sait la première : nous allons donc étudier l'application ou détroit inférieur.

Application du forceps au détroit inférieur.

Elle peut être : directe, oblique ou diagonale.

Une règle qui domine toute application de forceps, c'est qu'il faut que la tête soit saisie par les oreilles.

Quand le fœtus sera situé obliquement, il faudra appliquer le forceps obliquement.

1° Application directe.

Règles. La branche gauche doit toujours être tenue de la main gauche, appliquée à gauche, la première.

La branche droite doit toujours être tenue de la main droite.

On graisse 2 doigts de la main droite pour les femmes étroites, et toute la main chez celles dont les parties sont lâches. Ici, on graisse sur les 2 faces ; puis, on introduit ces deux doigts sur la partie latérale gauche du fœtus, aussi loin que possible, et si les doigts peuvent atteindre l'orifice de la matrice, il faut les y faire pénétrer.

On tiendra la branche comme une plume à écrire ou comme un couteau ; on reproche au 1er mode de ne pas donner assez de force.

Dans les livres, on dit : Cette branche sera placée presque parallèlement à l'aine du côté opposé à celui où l'on doit l'introduire, le crochet en haut, puis, à mesure que l'on introduit, on abaisse le crochet entre les cuisses de la femme. Donnons les raisons : le forceps doit décrire deux lignes courbes, l'une à convexité antérieure, l'autre courbe horizontale. Or, en faisant la manœuvre indiquée par les livres, on décrit ces 2 courbes. Puis, on fait glisser la branche sur ses doigts, en lui imprimant la direction des courbes dont nous venons de parler. La branche appliquée, on la donne à tenir, en recommandant de maintenir le manche parallèlement à la cuisse du côté opposé ; car, sans cela, la tête serait portée de l'autre côté et empêcherait l'introduction de la 2e branche.

Cette introduction de la 2e branche se fait exactement de la même manière que la 1re.

Un petit mouvement que font presque tous les accoucheurs consiste, une fois une branche un peu engagée, à remonter la main par-dessus le crochet, afin de tenir cette branche comme un couteau. C'est très commode ; puis on articule, et l'application est faite.

Il faut prendre des précautions afin de ne pas prendre autre chose que le fœtus. Alors, on détourne l'attention de la malade, et pendant ce temps on presse vivement l'extrémité des 2 branches. Si la femme crie, désarticulez et recommencez l'application.

Supposons l'application bien faite, et voyons comment on fait l'extraction.

Si on suppose qu'elle doive être difficile, on fait antour de l'instrument un 8 de chiffre avec un linge, ce qui permet de ne pas toujours tirer et de se reposer.

Alors, on met une main près de l'articulation, l'autre près des crochets (position classique), et l'on tire. On ne doit tirer qu'avec les bras et pas avec le corps, et le plus bas possible. On agit avec lenteur et précaution, en faisant des mouvements de latéralité et des tractions. Quand la tête, arrive à la vulve, il faut redoubler de lenteur, et même retenir la tête afin d'éviter les déchirures du périnée. M. Pajot veut qu'on soutienne le périnée ; M. Dubois ne le veut pas.

On continue à tirer en bas jusqu'à ce que l'occiput soit dégagé. On s'assure alors de nouveau de la position, pour être bien sûr que c'est l'occiput qui est sous le pubis. Puis, dès qu'il est dégagé, on relève l'instrument avec lenteur : c'est le mouvement de déflexion.

Le dégagement est fait. Pour retirer l'instrument, on désarticule, et on retire chaque branche dans la direction par laquelle on les a fait entrer.

Pour achever, on met deux doigts en fourche sur le cou du fœtus et on tire en bas ; puis on introduit un doigt sous une aisselle, un doigt sous l'aisselle opposée, et on imprime un mouvement de rotation, puis, avec des tractions en bas et des mouvements de latéralité, le fœtus vient tout seul. Tel est le dégagement en position occipito-pubienne.

Dégagement en occipito-sacrée.

L'application est la même. C'est le dégagement qui va différer. On commence par élever l'instrument pour dégager le fœtus. Ainsi, c'est différent du tout au tout.

2° *Application oblique.*

C'est celle où l'instrument est placé obliquement dans le but de saisir la tête par les extrémités du diamètre bi-pariétal.

Règles. — Dans les applications obliques, il faut toujours tourner la concavité de l'instrument du côté du point du fœtus qu'on veut ramener vers la direction du pubis. Or, ce point, dans les positions postérieures, c'est l'occiput; dans les positions antérieures, c'est le front.

Comme il y a 6 positions, il y aura 6 applications de forceps. Mais, quand nous en saurons deux, nous saurons les autres; seulement, il faut choisir ces deux.

Nous allons l'étudier dans les 2 positions antérieures.

1° Ocipito-iliaque gauche antérieure. — 1° Règles : d'abord la règle générale relative à la concavité; 2° branche droite au-dessus; 3° commencer par la branche gauche pour appliquer.

Pour faire parvenir la 2ᵉ branche, celle qui est dessous la symphyse, Mᵐᵉ Lachapelle recommande, après l'avoir appliquée sur les parties latérales, d'imprimer un mouvement de spirale à la branche, ce qui la fait arriver en place.

2° Occipito-iliaque droite antérieure. — Ici, la branche qui est en dessus, c'est la gauche, qui doit exécuter le mouvement de spirale.

Or, il est évident que l'application de forceps dans la 3ᵉ position, c'est la même chose que dans la 1ʳᵉ; qu'il en est de même pour la 2ᵉ et la 4ᵉ; donc, quand on sait la 1ʳᵉ et la 3ᵉ, on sait la 2ᵉ et la 4ᵉ.

Enfin, quand la position est transversale, on agit comme si elle était antérieure. L'application dans son essence sera irrégulière, puisqu'on ne peut pas saisir par les oreilles, mais comme, dans la position transversale, la tête n'est pas plus loin de la partie antérieure que de la postérieure, on opère comme dans les positions antérieures.

Applications exceptionnelles.

On dit qu'il faut toujours commencer par appliquer la branche gauche la 1re. Mme Lachapelle a changé cela. Elle a dit : Vous commencerez toujours par la branche la plus difficile ; or, c'est celle qui est sous la symphyse du pubis, c'est-à-dire la branche droite dans la position occipito-iliaque gauche antérieure, branche que nous avons dit devoir être placée la 2e.

Essayez, et vous verrez que vous ne pourrez plus articuler, car la branche mâle se trouvera au-dessus de celle à mortaise. Il faudrait donc faire le décroisement, ce qui est pénible. Mais la vraie difficulté, c'est que, quand on procède au décroisement, il arrive que l'une des branches n'est plus sur le même plan que l'autre, ce qui rend impossible l'articulation.

Ceci s'applique aussi à la 2e position.

Voyons dans la 3e et 4e position.

Les procédés de Mme Lachapelle et de M. Dubois se confondent ici. En effet, la branche gauche par laquelle nous avons dit qu'il fallait commencer se trouve précisément la plus difficile.

M. Cazeaux, au lieu de dire branche gauche, dit branche postérieure. Or, son précepte, qui dit qu'il faut toujours appliquer la branche postérieure la première, est faux pour les 3e et 4e positions. Quant à la 1re et à la 2e positions, il est vrai comme dans le précepte de M. Dubois.

Quelques difficultés.

1° On vous appelle : vous ne pouvez, pour une cause quelconque, reconnaître la position, et, cependant, la tête est arrêtée à la vulve. Vous ne pouvez donc pas savoir si le mouvement de rotation est fait et s'il faut faire une application directe ou oblique.

Or, dans ce cas d'incertitude, il faut faire une application directe. Vous avez deux chances pour la faire bonne. La première, c'est que l'introduction de la 1re branche peut faire exécuter le mouvement de rotation. La deuxième, c'est que ce mouvement peut encore se faire quand les deux branches sont articulées, grâce au glissement de la tête qui tourne dans l'instrument.

2° Il vous arrivera qu'après l'introduction de la première

branche vous ne pourrez parvenir à placer la seconde. Dans ce cas, il faut employer le procédé de Mme Lachapelle, c'est-à-dire introduire d'abord la branche la plus difficile.

3° Les deux branches introduites ne peuvent s'articuler. Ceci indique que la tête a été prise dans un sens défavorable, ou bien que les branches ne sont pas suffisamment enfoncées. Il faudra donc recommencer, en évitant ces deux écueils.

4° Quand la tête sera un peu élevée, que vous aurez de la peine à articuler, M. Dubois donne le conseil de ne pas craindre d'enfoncer l'articulation jusqu'à l'entrée du vagin : car on fait alors que la tête qui se trouvait saisie par l'extrémité des branches seulement, s'enfonce davantage dans l'instrument, ce qui facilite beaucoup l'articulation.

Application du forceps au détroit supérieur.

Cette application est forcément irrégulière, car la tête n'a pas encore exécuté son mouvement de rotation, et, dans le cas de vices de conformation du bassin, la tête est habituellement transverse. Or, on ne peut faire entrer obliquement au détroit supérieur. On ne peut donc faire que des applications directes ; et alors l'instrument saisit la tête d'après le diamètre fronto-occipital, au lieu du diamètre transversal qui est la règle.

Quant au manuel opératoire, il est le même que dans l'application au détroit inférieur ; seulement il offre plus de difficultés. Il faut souvent ici enfoncer profondément la main.

Autre procédé (Smellie, Dangeau).

Nous avons vu que la règle dans la position antérieure est de ramener l'occiput en occipito-pubienne, et dans les positions postérieures en occipito-sacrée.

M. Dangeau a proposé de changer cette règle, et même, dans le cas où l'occiput est en arrière, de le ramener en avant. Mais comme ce mouvement est impossible avec le forceps, car c'est mettre sa concavité dans celle du bassin, il conseille d'appliquer un forceps droit.

Notons seulement ce procédé que nous ne pouvons pas encore juger à cause de sa nouveauté.

6*

Forceps dans la présentation de la face.

Toutes les règles données dans la présentation du sommet sont vraies pour la face dans les positions mento-antérieures, pour les applications directes ou obliques.

Mais elles ne sont plus vraies pour les positions postérieures.

Quand le menton occupe l'arc postérieur du canal, il ne faut pas tenter de dégager en mento-sacrée, car c'est impossible.

Il y a trois procédés, tous trois mauvais :

1º Appliquer le forceps directement sur la face et tirer tant qu'on peut (absurde).

2º Celui-ci est possible dans quelques cas. Il consiste à appliquer sur la tête le forceps droit, puis à porter très fortement l'extrémité de l'instrument en arrière, ce qui substitue la présentation du sommet à celle de la face. Or, ceci n'est plus possible quand la tête est engagée dans l'excavation.

3º Faire avec le forceps droit deux applications successives, de façon que la première soit faite irrégulièrement ; on exécute alors un mouvement de rotation qu'on force autant que possible ; puis on recommence une autre application de forceps plus régulière, et on opère un mouvement de rotation. Comme il n'y a pas d'autres procédés, à moins de faire l'embryotomie, il vaut encore mieux l'exécuter, quelque mauvais qu'il soit.

Quand la tête est restée dans les parties, le tronc étant dehors, si on est forcé d'appliquer le forceps, la vie de l'enfant est très compromise. Mais, comme il faut à tout prix en débarrasser la mère, on fait relever le tronc par un aide, et le reste s'effectue comme nous l'avons vu dans le sommet.

Appréciation et accidents des applications de forceps.

On a dit que le forceps était à la fois un instrument de préhension, de traction, de compression, de dilatation.

La traction et la compression se comprennent. Cette dernière peut être active ou passive. En effet, quand on applique le forceps dans un bassin mal fait, les parois de ce bassin emprisonnent d'autant plus l'instrument qu'on tire davantage : aussi le bassin tend-il à éclater.

Rien n'est plus important, dans les applications du forceps, que de s'arrêter à temps.

Quant à la dilatation, ce phénomène se produit dans la vulve et le vagin.

Les accidents qui regardent la mère ne proviennent, en général, que d'une mauvaise application.

Les accidents qui regardent le fœtus comprennent :

1° La compression et l'enfoncement du crâne ;

2° Une paralysie particulière dérivant de la compression du nerf facial : elle se dissipe facilement ;

3° Des circulaires du cordon autour du cou. Ces circulaires peuvent être broyées par le forceps, et la mort de l'enfant s'ensuit.

Céphalotribe.

Cet instrument est imparfait, car il agit transversalement, tandis que, le plus souvent, les rétrécissements du bassin sont antéro-postérieurs.

On l'applique comme le forceps ; un aide, monté sur le lit, presse le ventre de la femme pour maintenir le fœtus. C'est dans cette opération qu'il faut être bien sûr qu'on est dans l'utérus.

Comme la tête est très mobile, il faut, pour éviter de la laisser échapper, porter aussi loin que possible vers le périnée le manche de l'instrument.

Perforation du crâne.

M. Dubois fait précéder la céphalotripsie de la perforation du crâne, car sans cela il se produit des esquilles qui peuvent blesser les organes de la femme. Ce n'est pas admis par tout le monde ; parfois, d'ailleurs, la perforation du crâne suffit seule à certains accouchements.

Voici comment on fait cette perforation : on introduit la main gauche, et à la rigueur deux doigts seulement, jusque sur la tête du fœtus.

L'instrument est le ciseau de Smellie, dont le tranchant est en dehors et les lames en fer de lance. Charrière a imaginé de joindre une gaîne qui empêche le chirurgien de se blesser les

6**

doigt, et qui garantit aussi les parties maternelles. On fait donc glisser l'instrument jusque sur la tête du fœtus ; les doigts servent de guides : il faut avoir soin de relever un peu la lèvre antérieure de la fontanelle, pour que l'instrument ne s'engage pas au-dessus. Il est inutile de se préoccuper du point de la tête où arrive l'instrument ; sutures, fontanelles ou os, peu importe ; l'instrument est assez fort pour tout briser. Mais ce qu'il y a à craindre, c'est :

1º De glisser au-dessous du crâne et d'aller dans les parties maternelles ; ·

2º De perforer les 2 parois du crâne et d'aller s'enfoncer dans les parties de la femme.

Pour éviter cela, il suffit de diriger l'instrument en arrière vers le périnée, après avoir pris un point d'appui sur le crâne. — Vous perforez alors.

Vous êtes assuré que vous êtes dans le crâne par la sortie du sang noir des sinus par la vulve.

On continue les mouvements de circumduction pour agrandir l'ouverture ; on écarte en outre l'instrument à l'aide d'une vis qui se trouve sur le manche de l'instrument.

Enfin, pour éviter à la sortie du fœtus de lui voir un reste de vie, vous fouillez largement son cerveau.

Quand, à la suite de l'opération, on ne veut pas appliquer le céphalotribe, on fait une injection d'eau dans le crâne, pour aider la sortie de la cervelle.

C'est inutile avec le céphalotribe.

Insufflation pulmonaire.

On se sert du tube laryngien de Chaussier : il faut souffler doucement.

L'enfant est placé sur un oreiller, la tête étendue ; on introduit profondément l'indicateur jusqu'à la base de la langue, puis on glisse l'instrument le long de cet indicateur.

Rendu à la base de la langue, on fait quelques mouvements latéraux très légers, et on tourne brusquement pour entrer dans la première ouverture qui se présente. En pressant un peu l'instrument pour en faire saillir la pointe, on la voit à la région sus-hyoïdienne, puis on prend un linge pour obturer la bouche et les narines, et on souffle doucement dans le tube.

Si l'élasticité de la poitrine n'est pas assez forte pour repousser l'air, un aide presse sur le thorax. Quand la respiration commence à s'établir, il survient un hoquet convulsif ; on diminue alors le nombre des inspirations, mais sans cesser brusquement. Il faut insister sur l'insufflation une heure sans s'impatienter.

Provocation de l'accouchement prématuré et par conséquent de l'avortement.

La provocation de l'accouchement prématuré ne remonte pas à plus de 150 ans ; en France, à plus de 25.

Deux grandes classes de procédés, en laissant de côté les médicaments :

1° *Méthode par ponction;*
2° *Méthode par dilatation.*

1° *Ponction ou perforation des membranes.*

a. Un des premiers procédés consiste à perforer les membranes à la partie-inférieure. Les inconvénients sont : tout le liquide s'écoule ; et, comme déjà l'accouchement prématuré est lent par lui-même, il en résultera qu'évidemment le fœtus sera longtemps comprimé et qu'il périra le plus souvent.

b. Meïsner a proposé un autre procédé qui consiste à faire la perforation des membranes sur un point plus élevé. Il introduit une sonde entre les membranes et l'utérus, puis, quand il est aussi loin que possible, il fait entrer dans la sonde creuse un petit stylet muni d'un dard qui perfore les membranes. Sur 14 opérations, l'auteur eut 14 succès.

Ce procédé doit être d'une application difficile ; M. Pajot a vu M. Dubois, dans un cas d'avortement, chercher à décoller les membranes et ne pouvoir y parvenir sans déchirure.

2° *Dilatation.*

On a taillé en cône d'un pouce 1/2 de long un morceau d'éponge préparée à la ficelle. Dans ce cône, on passe à la base un double fil en croix : on a alors 4 chefs qu'on noue ensemble. Puis, on prend des pinces à tamponnement, et avec elles on fait pénétrer dans le col le cône par son sommet. M. Dubois ne pratique

6*

cette opération que chez les multipares : aussi le col est–il dilaté par-dessus cette 1re éponge; on en pousse une autre qui soutient la 1re. On peut encore en mettre d'autres, et tenir le tout avec un bandage en T. Au bout de 10, 24 heures, les douleurs et les contractions se montrent. Si la dilatation est assez avancée, on rompt les membranes ; si, au contraire, elle ne l'est pas assez, on peut remettre une éponge plus grosse.

Du reste, une fois les membranes rompues, le reste de l'accouchement se fait comme à l'ordinaire.

Il y a encore d'autres procédés, mais que l'on n'applique pas : tels sont le tamponnement, l'injection de liquide entre l'utérus et les membranes.

Toutes ces tentatives pour provoquer l'accouchement prématuré s'appliquent également à l'avortement.

M. Dubois a en outre essayé de provoquer l'avortement au moyen de l'électricité. Son but était de tuer l'enfant et d'arriver ensuite à un accouchement spontané.

Un autre procédé est celui qui consiste à décoller les membranes à l'aide d'une sonde en gomme élastique. Ce procédé est bon et un des moins douloureux et des moins dangereux.

Il ne faut pas oublier que le seigle ergoté a peu d'effet quand l'utérus n'est pas bien développé.

TABLE DES MATIÈRES

NOTIONS PRÉLIMINAIRES.

www.ingramcontent.com/pod-product-compliance
Ingram Content Group UK Ltd.
Pitfield, Milton Keynes, MK11 3LW, UK
UKHW020828120726
13693UKWH00002B/529